FORMULAIRE

DU

MÉDECIN DE CAMPAGNE

DU MÊME AUTEUR :

Formulaire des spécialités pharmaceutiques. Composition, indications thérapeutiques, mode d'emploi et dosage, par le Dr GAUTIER, ancien interne des hôpitaux, et F. RENAULT, pharmacien de 1re classe, lauréat de l'École de pharmacie. 1 vol. in-18 de 298 p., cartonné.................. 3 fr.

BOUGLÉ et CAVASSE. — **Le premier Livre de médecine.** Manuel de propédeutique, pour le stage hospitalier. 1897 1 vol. in-18 jésus, 978 pages, avec fig., relié...... 12 fr.

BROUARDEL et GILBERT. — **Traité de Médecine et de thérapeutique.** 1896-99, 10 vol. in-8 de 800 à 900 pages, illustrés de figures. Prix de chaque volume....... 12 fr.

CORLIEU. — **Aide-mémoire de médecine, de chirurgie et d'accouchements.** 5e *édition*. 1895, 1 vol. in-18 jésus, avec 473 figures, cartonné .... 7 fr.

DECAYE. — **Précis de thérapeutique chirurgicale et de petite chirurgie.** 2e *édition*. 1893, 1 vol. in-18, cart... 8 fr.

DURAND. — **Tableaux synoptiques de thérapeutique descriptive et clinique.** 1899, 1 vol. gr. in-8, cartonné. (*La Médecine en tableaux synoptiques*)............... 5 fr.

GROSS, ROHMER et VAUTRIN. — **Nouveaux Eléments de pathologie et de clinique chirurgicales.** 1898, 5 vol. in-8 de 800 pages.................................. 50 fr.

JEANNEL (J.). — **Formulaire officinal et magistral international.** 4e *édition*. 1 vol. in-18 jés., cart......... 6 fr.

LAVERAN (A.) et TEISSIER. — **Nouveaux éléments de pathologie médicale.** 4e *édition*. 1894, 2 vol. in-8, avec 125 figures et tracés.............................. 22 fr.

LE DENTU et DELBET. — **Traité de chirurgie clinique et opératoire.** 1896-99, 10 vol. in-8 de 800 à 1000 pages, avec figures. Prix de chaque volume .... 12 fr.

MANQUAT. — **Traité élémentaire de thérapeutique.** *Troisième édition*. 1897, 2 vol. in-8.................. 22 fr.

VILLEROY.— **Tableaux synoptiques de Pathologie interne.** 2e *Edition*. 1899, 1 vol. gr. in-8, cartonné. (*la Médecine en tableaux synoptiques*)........................... 5 fr.

— **Tableaux synoptiques de Pathologie externe.** 1898, 1 vol. gr. in-8, cartonné (*la Médecine en tableaux synoptiques*).................................... 5 fr.

FORMULAIRE

DU

MÉDECIN DE CAMPAGNE

LES REMÈDES SOUS LA MAIN

LES PETITS MOYENS EN THÉRAPEUTIQUE

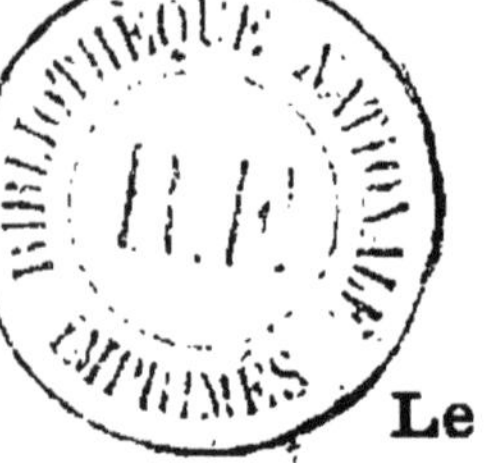

PAR

Le Dr M. GAUTIER
Ancien interne des Hôpitaux.

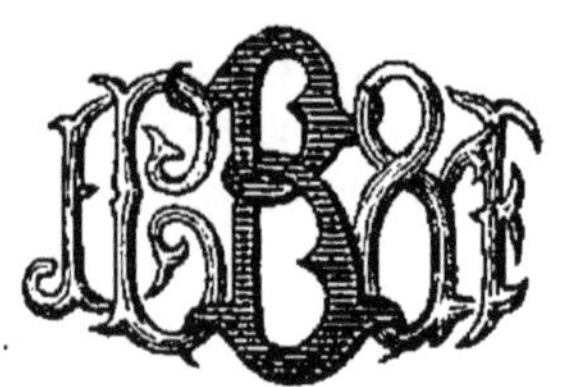

PARIS
LIBRAIRIE J.-B. BAILLIÈRE ET FILS
Rue Hautefeuille, 19, près le boulevard Saint-Germain

1899

PRÉFACE

Sans médicaments, sans instruments ou appareils spéciaux, éloigné de toute pharmacie, le médecin peut trouver autour de lui des armes précieuses, susceptibles de lui rendre les plus grands services, s'il sait les manier.

Le médecin ne doit pas négliger l'emploi de ces *petits moyens ;* ils n'éblouissent pas le vulgaire, mais ils sont d'un précieux secours au praticien qui sait s'en servir ; Trousseau ne les méprisait pas, et son exemple peut être suivi.

Nous avons pensé être utile aux médecins praticiens en réunissant dans ce *Formulaire* les procédés de traitement les plus simples qu'on puisse mettre en œuvre au moyen des substances usuelles les plus communes.

Les médecins trouveront dans ce volume les moyens thérapeutiques applicables, dans les cas les plus fréquents de la pratique courante, en tirant parti des plus minces ressources qui se trouvent à leur portée.

Bien entendu, le praticien, tout en mettant en œuvre les moyens thérapeutiques que nous indiquons, devra se procurer sans retard les médicaments ou instruments dont il ne saurait négliger l'emploi sans commettre une faute lourde.

Nous espérons que ce *Formulaire* sera bien accueilli, et nous serons heureux de profiter des observations et remarques que l'on voudra bien nous adresser.

Paris, 15 octobre 1898.

M. GAUTIER.

FORMULAIRE

DU

MÉDECIN DE CAMPAGNE

RENSEIGNEMENTS GÉNÉRAUX

Poids. — Le *poids moyen* d'un fœtus à terme est de 3.000 à 3.500 grammes; — il peut varier cependant entre 2.000 et 5.000 grammes.

Taille. — La *longueur moyenne* du fœtus à terme est de 50 centimètres : elle varie entre 38 et 60 centimètres.

La *taille moyenne*	à 1 an est de........	0m70
—	à 2 ans.............	0m80
—	à 5 —	1m00
—	à 10 —	1m30
—	à 15 —	1m54

Température. — La *température normale* oscille

dans le creux axillaire entre.........	36°5 et 37°3
dans le rectum entre.................	37°5 et 38°
La *fièvre* est légère au-dessous de..	39°
— forte de.............	39° à 40°
— intense au-dessus de...	40°

A défaut de thermomètre, on peut apprécier la température de la façon suivante :

Lorsque l'on a soi-même les mains à la température normale de la peau a découvert, c'est-à-dire à 31° environ, il suffit de palper à nu le creux axillaire du malade. A 37°, la peau paraît bonne; à 38° elle est un peu chaude ; à 39° elle est franchement chaude, et à 40° elle brûle ; elle est mordicante.

Lorsqu'on exerce son sens thermique à ce genre de détermination, on arrive à évaluer une température à moins de trois dixièmes près. On peut avoir plus de confiance dans un tact bien éduqué, que dans un instrument dont on n'a pas préalablement vérifié l'exactitude.

L'ennui du thermomètre est qu'il faut dix minutes pour prendre une bonne température, dans l'immobilité absolue. Il est facile d'accélérer l'opération. Sur la flamme d'une bougie, on chauffe la cuvette de l'instrument avec précaution jusqu'à ce que la colonne mercurielle marque 35 sur le thermomètre à maxima. On essuie avec les doigts le charbon de la cuvette et on la porte dans le creux de l'aisselle.

Avec un thermomètre ordinaire à alcool, l'opération est plus rapide. On hausse la chauffe jusqu'à 37°-38°, et alors en deux minutes l'équilibre est établi. Le seul petit inconvénient est de faire la lecture avant d'enlever l'appareil (Dr Beugnies, de Givet).

Pulsations. — A l'état normal, le *nombre des pulsations* est :

Chez le nouveau-né de....	130 à 140	par minute.
A 3 ans..................	100	—
A 10 ans.................	90	—
chez la femme adulte.......	80	—
chez l'homme adulte........	72	—

La fièvre est marquée par une augmentation de la fréquence et de l'intensité des battements cardiaques. Le *pouls fiévreux* varie de 100 à 140 pulsations par minute.

Voici, d'après Liebermeister, le nombre des pulsations correspondant chez l'adulte à chaque élévation de température de 1 degré :

Température......................	38°	39°	40°	41°	42°
Nombre de pulsations par minute..	91	100	108	110	137

Inspirations. — Le *nombre des inspirations* par minute est chez l'adulte de.............. 16 à 18
chez l'adolescent de.................... 20
et dans les premières années de.......... 25 à 35

Sous l'influence de la fièvre, le nombre des mouvements respiratoires s'élève :
chez l'adulte....................... jusqu'à 40
chez l'enfant....................... jusqu'à 60

Urines. — La *quantité moyenne des urines*, en 24 heures, est, chez l'homme adulte, de.. 1.000 à 1.500 gr.
chez la femme de............... 900 à 1.200 —

Chez l'enfant, la quantité des urines est, proportionnellement au poids, 3 à 4 fois plus considérable que chez l'adulte.

Lavement. — On appelle *lavement* entier
celui de............................ 500 gr.
demi-lavement celui de................ 250 —
quart de lavement celui de............. 125 —

Bain. — Un *bain* est froid de......... 18 à 22°
— — tiède de......... 30 à 32°
— — chaud de........ 36 à 38°

Mesures et Pesées. — Pour faciliter les *évaluations des liquides*, on admet que :

Une cuillerée à café contient environ. 5 cent. c.
— à dessert............. 10 —
— à soupe.............. 15 —
Un verre à liqueur................ 30 —
— à Madère............... 60 —
— à Bordeaux.............. 105 —

Pour faciliter les *pesées*, il est bon de savoir que :
une pièce de 0.20 cent. en argent pèse.. 1 gr.
— 0.50 — — .. 2 — 50
— 1 franc — .. 5 —
— 2 francs — .. 10 —
— 5 — — .. 25 —

Une pincée de fleurs ou de feuilles pèse environ 2 grammes.

Une poignée de farine environ 100 grammes.

ABCÈS CHAUDS.

Diagnostic. — En présence de tumeurs phlegmoneuses où la fluctuation est obscure, on pourra faire une ponction aspiratrice avec une seringue à injections hypodermiques — et même à son défaut une ponction exploratrice avec une *aiguille à coudre* ordinaire, qui, donnant issue à une gouttelette de pus, fixera le diagnostic (Hamon de Fresnay).

Traitement. — On peut employer les *cataplasmes émollients* préparés avec de la mie de pain, de l'amidon, de la fécule de pommes de terre, des pommes de terre cuites et écrasées, des pommes, etc.

A défaut de bistouri, on ouvrira l'abcès avec un *canif* ou au *fer rouge*.

Si le pus s'écoule difficilement, on appliquera des *ventouses sèches* sur l'ouverture, pour hâter l'évacuation.

Après ouverture, faire des lavages du foyer avec une solution à 3 p. 100 de lauréno1 n° 1, et panser avec gaze imbibée de la même solution.

A défaut de tout liquide antiseptique, on pratiquera de fréquents lavages avec de l'*eau salée bouillie*. Et l'on pansera avec des compresses bouillies, imbibées d'eau bouillie, et fréquemment renouvelées.

Si l'on a sous la main de l'*eau de Javelle* (chlorure ou hypochlorite de potasse), qui constitue un bon désinfectant, on l'emploiera en injections dans la cavité de l'abcès.

ACNÉ PUNCTATA.

Traitement. — Il faut avant tout débarrasser les orifices glandulaires des concrétions qui les obstruent : la *pression latérale* est le moyen le plus simple ; lorsque les comédons sont volumineux, on peut les extirper par la pression au moyen des ongles des deux pouces — après nettoyage soigneux des mains.

On emploie pour l'extirpation des comédons des instruments spéciaux, tel que l'*Acne Sprud* de Robinson qui présente un tube ouvert et terminé par un bord circulaire mousse que l'on applique au pourtour du comédon et avec lequel on exerce une pression suffisante pour le faire saillir. Cet instrument est utile, surtout lorsque les comédons reposent sur un plan résistant ou dans des plis où la pression avec les ongles est plus difficile ; on le remplace facilement avec une *clef de montre*, que l'on flambera avant l'opération.

L'extraction des comédons doit être renouvelée toutes les fois que ceux-ci se reproduisent et être suivie de *lotions avec un liquide alcoolique*, tel que l'eau de Cologne.

Lorsque les comédons sont peu volumineux, leur chute peut être obtenue par l'usage répété de *lotions savonneuses*, suivies de lotions alcooliques.

Prophylaxie. — Des soins minutieux de propreté de la peau et du linge sont, avant tout, nécessaires. On conseille, pour empêcher de nouvelles concrétions de se produire, l'application d'eau aussi chaude que les malades peuvent la supporter.

Les *lotions d'eau chaude à 45°* donnent des résultats surprenants dans l'acné vulgaire (Rosenthal).

ALBUMINURIE.

Voy. *Néphrite*.

ALCOOLISME.

Voy. *Ivresse*.

AMÉNORRHÉE.

On donnera des *boissons chaudes et excitantes :* café noir, thé, grog, punch, infusion de camomille.

On pratiquera des *injections vaginales* tièdes.

On appliquera des *sinapismes* (voy. ce mot) à la face interne des cuisses.

On pourra encore recourir à l'*urtication*, flagellation des cuisses avec l'ortie vulgaire, pour rappeler l'écoulement menstruel.

Les *bains de pieds* très chauds, sinapisés, sont très utiles.

Lorsque les pieds sont plongés dans de l'eau très chaude, les artères fémorales se dilatent. LAUDER BRUNTON suppose que cette dilatation peut s'étendre jusqu'aux artères iliaques et jusqu'aux organes pelviens, ce qui explique l'utilité des bains de pieds chauds contre l'aménorrhée, surtout celle qui résulte d'un refroidissement.

Dans l'*aménorrhée habituelle*, on commence les *pédiluves* quatre ou cinq jours avant l'époque présumée des règles.

Les *bains de siège chauds*, très efficaces pour activer la circulation des organes pelviens, peuvent être aussi employés dans l'aménorrhée (MANQUAT).

De tous les excitants emménagogues, il n'en est pas de plus actif que le *bain tiède général*. Pour obtenir le résultat désiré, le bain doit être donné au moins trois fois par semaine, et tous les jours même au moment où la menstruation est imminente (TROUSSEAU).

Massage des reins.

AMYGDALITE AIGUË.

Boissons chaudes (orge perlé, tilleul), sucrées avec du miel. — *Café*, *Alcool*, grog, punch.

Gargarismes émollients :

1° Décoction d'orge..................	} ââ 100 gr.
Lait tiède..........................	
2° Décoction d'orge ou de racines de guimauve....................	200 gr.
Miel..............................	50 —

Aspiration prolongée de *vapeurs chaudes.*
Bains de pieds sinapisés.

Voy. *Angines.*

ANASARQUE.

Boissons diurétiques : lait, café.

Tisanes diurétiques :

1°	Baies de genièvre	20 gr.
	Eau bouillante	1000 —

2° Tisane de pommes (Voy. *Néphrites*).

Lavements purgatifs répétés :

Sel de cuisine	30 gr.
Eau	500 —

Frictions sèches ou alcooliques.

Régime lacté. — SERRES (d'Alais) préconise contre l'anasarque lié à l'albuminurie avec diminution dans la quantité des urines, quelle qu'en soit la cause, le traitement suivant :

1° privation complète de boissons ;

2° trois soupes au lait sucrées, chaque jour ;

3° un peu d'*oignon* après chacune des trois soupes, pour tout remède ;

4° ne pas prendre d'autres aliments, ni boissons.

Au 8e jour, il y a amélioration très sensible ; au 15e jour, flux abondant des urines ; au 30e jour, guérison dans l'immense majorité des cas.

BOUCHARDAT a réduit cette médication à *l'emploi exclusif du lait de vache,* coupé d'abord d'eau ordinaire, ou d'une infusion aromatique, puis pur, bouilli ou glacé, suivant les habitudes du malade, et aromatisé, si on veut, avec un peu d'eau de fleurs d'oranger. Il faut arriver à donner dans les 24 heures deux ou trois litres de lait.

ANGINES.

Diagnostic. — Examen de la gorge. — On improvise un excellent *réflecteur* au moyen d'une *cuiller à soupe* en argent ou en nickel, placée en arrière de la flamme d'une bougie ou d'un rat-de-cave, le manche de la cuiller et la bougie étant tenus de la main gauche, tandis que la main droite est armée d'un abaisse-langue ou du manche d'une cuiller.

ANGINE CATARRHALE.

A la moindre constatation d'une gêne dans la déglutition, s'accompagnant de rougeur des amygdales et du pharynx, même avec peu de gonflement, il faut laver fréquemment toute la région enflammée.

Les *gargarismes* chauds avec de l'*eau salée*, avec de l'*eau vinaigrée*, avec un peu de *citron* dans de l'eau, constituent des remèdes, de bonne femme si on veut, mais qui n'en sont pas moins fort utiles, car ils peuvent être appliqués partout et immédiatement dès les premiers symptômes (Capitan).

Si on a sous la main de l'acide borique, du borax ou de l'alun, on fera des gargarismes avec l'eau boriquée chaude à saturation, une solution de borax à 10 p. 100 ou d'alun à 4 p. 100.

Gargarismes astringents. — La *décoction de feuilles de noyer* (30 à 100 grammes pour 1000 d'eau) ou celle de *brou de noix*, en gargarisme, fait souvent avorter l'angine tonsillaire au début (Cazin, de Boulogne).

On emploie de même la *décoction de poivre* dans les angines muqueuses et dans l'enrouement.

On peut encore employer un des gargarismes suivants :

Gargarisme sinapisé de Fleury :

Moutarde de table	15	grammes
Sel de cuisine	5	—
Vinaigre ordinaire	10	—
Eau chaude	200	—

Filtrez.

Il faut goûter ce mélange, en augmenter ou en diminuer la force, suivant les circonstances d'âge, de sexe, de tempérament, de constitution, d'état social, etc. On doit se gargariser sept ou huit fois par jour, et deux ou trois fois pendant la nuit. (BOUCHARDAT)

Gargarisme au vinaigre :

Vinaigre blanc	20	grammes
Miel	50	—
Décoction d'orge	100	—

(BOUCHARDAT)

S'il y a des exsudats pultacés, on fera des *badigeonnages au miel* ou au *jus de citron*, ou avec le collutoire suivant :

Miel	50 gr.
Suc de citron	20 —
Eau	250 —

ANGINE PHLEGMONEUSE.

« Rien n'enraye la marche de l'angine phlegmoneuse, rien n'abrège sa durée, qui est naturellement courte, et la guérison est le fait constant » (TROUSSEAU).

Faire garder la chambre et le lit.

Diète : bouillon. — *Lait*, tisane d'orge, comme boissons.

Gargarismes.

Bains de pieds chauds.

ANGINES PSEUDO-MEMBRANEUSES.

TRAITEMENT GÉNÉRAL. — Le *lait* sera donné à hautes

doses, non seulement comme aliment mais comme médicament diurétique.

L'*alcool* sera prescrit comme tonique pour lutter contre la dépression des forces.

(Voy. *Diphtérie*).

Traitement local. — *Ablation des fausses membranes, lavages* et *irrigations.*

On pratique le nettoyage de la gorge à l'aide d'un *pinceau* un peu dur ou mieux d'un petit écouvillon de *coton hydrophile*, fixé à l'extrémité d'une pince ou d'une *tige de bois.*

Le tampon sera frotté doucement sur les membranes pour les détacher. On enlèvera ainsi la plus grande quantité possible de l'exsudat. Mais il est des membranes entièrement adhérentes à la muqueuse sous-jacente et qui ne se détachent pas, même par une friction vigoureuse.

On risquerait d'excorier la muqueuse et de la faire saigner, en voulant pousser trop loin le nettoyage. Il sera préférable d'attendre que ces membranes se ramollissent d'elles-mêmes.

Dujardin-Beaumetz recommande surtout d'employer de *petits morceaux d'éponge* attachés solidement à une *baleine*. L'élasticité de cette dernière empêche de provoquer un traumatisme trop violent du côté de l'arrière-bouche.

Après l'ablation des fausses membranes par l'écouvillon, on pratique sur la surface occupée par elles des *badigeonnages* avec du *jus de citron* ou du *pétrole* (Voy. *Diphtérie*).

On fera gargariser le malade toutes les heures avec de l'*eau salée bouillie*, à défaut de tout autre antiseptique (borax, acide borique) et trois fois par jour au moins, on pratiquera des irrigations dans la gorge avec le même liquide.

La question de la substance antiseptique à employer pour imprégner les pinceaux ou les écouvillons qui servent au nettoyage de la gorge a peu d'importance.

Ce qu'il faut, c'est que le pharynx soit nettoyé aussi complètement que possible et que les irrigations détersives soient abondantes et très rapprochées. Le liquide destiné aux irrigations ne doit être ni irritant pour la muqueuse de la bouche, ni toxique.

Manuel opératoire. — Il est nécessaire de bien voir clair; un aide muni d'un *irrigateur* se tient à la gauche du sujet, un peu en arrière.

Le médecin fait alors ouvrir la bouche au malade et lui dit de montrer les dents et de rentrer la langue qu'il abaisse fortement avec une *cuiller*.

L'opérateur tenant de la main gauche la cuiller et de la main droite la canule de l'irrigateur, vise les fausses membranes, contre lesquelles il dirige un jet oblique et puissant. Ce jet tournoyant dans l'arrière-gorge, détache les fausses membranes mieux que n'importe quel pinceau ou écouvillon. Un litre de liquide chaud est nécessaire à chaque irrigation. Il faut éviter que le malade n'étouffe et pour cela on suspendra l'irrigation chaque fois qu'il paraîtra incommodé. On le laissera ainsi respirer et cracher.

On s'y reprendra à sept ou huit fois pour faire passer un litre d'eau.

Les deux ou trois premières opérations sont assez pénibles, mais les malades en éprouvent un tel bienfait qu'ils acceptent et même réclament l'irrigation (Burlureaux).

L'irrigateur système Eguisier est très commode pour faire ces irrigations.

Le *bock à injections vaginales*, composé d'un simple récipient en métal émaillé ou en verre, muni à sa partie inférieure d'une tubulure à laquelle s'adapte un long tube en caoutchouc, armé lui-même d'une canule est l'instrument de choix, et se rencontre dans presque toutes les maisons. — A défaut de bock à tubulure inférieure, on pourrait se servir d'un *récipient quelconque* dans le fond duquel plongerait un tube en caoutchouc fonctionnant comme un siphon. (Voy. ce mot). — La force de projection du liquide est proportionnelle à l'élévation du récipient.

ANGINE DE POITRINE.

Appliquer des *ventouses sèches* sur la région précordiale.

Révulser les membres inférieurs, *sinapismes* (Voy. ce mot), *pédiluves*.

Frictions excitantes alcooliques.

ANOREXIE.

L'*eau fraîche* (4° à 10°) en petite quantité (1/4 de verre) une demi-heure ou une heure avant le repas, est le meilleur des apéritifs.

Elle stimule l'appétit, les sécrétions salivaires et gastriques et active les contractions péristaltiques (E. Littré).

Bains salés.

Frictions.

Voy. *Dyspepsie*.

ANTHRAX.

Au début, applications émollientes, *chaleur humide :* le cataplasme de farine de graines de lin doit être banni de la pratique ; c'est un foyer à microbes.

On lui substituera des *compresses de toile fine* (mouchoir) repliées en plusieurs doubles, préalablement bouillies, et imbibées, à défaut de solutions antiseptiques (borax, acide borique, phénol), d'*eau bouillie chaude*, que l'on recouvrira de ouate ou d'un tissu imperméable, et que l'on renouvellera fréquemment.

Si les souffrances sont vives, si la tumeur présente un développement à marche envahissante, il faut agir d'une manière radicale et pratiquer soit une *incision* cruciale au bistouri, soit plutôt des incisions profondes et multipliées au *fer rouge*.

Une *tige métallique* quelconque, chauffée sur un réchaud de charbon de bois, dont on active la combustion à l'aide d'un soufflet, constitue un cautère très utilisable.

Panser, après incision, avec de la gaze trempée dans une solution d'acide phénique ou même de laurénol nº 1 à 3 p. 100.

On soutiendra les forces du malade par l'*alcool*, punch, vin chaud, etc.

ANTISEPSIE.

A défaut d'acide borique, de borax, de phénol, on pourra se servir de substances usuelles, telles que le *sulfate de cuivre*, qu'on emploie en solution à 10 p. 100, l'*eau de Javelle* (hypochlorite de potasse), la *lessive* ou *carbonate de soude*, etc.

Un bon antiseptique, qu'il est désirable de voir se répandre et qu'on peut se procurer facilement, est le laurenol nº 1, il a sur le sublimé et l'acide phénique l'avantage de n'être pas toxique et peut être employé par tout le monde; on l'utilise en solution à 3 p. 100 pour la désinfection des mains du chirurgien, le lavage des plaies, le pansement des ulcères, des brûlures, pour les injections urétrales et vaginales, etc.

Voy. *Stérilisation*.

APHONIE.

Dans les altérations fort communes du timbre de la voix qui tiennent à un catarrhe chronique de la glotte (avec ou sans exsudation de mucosités), TROUSSEAU conseille de faire inspirer plusieurs fois par jour de la *fumée de papier*, pour porter au contact de la muqueuse malade l'huile empyreumatique qui prend naissance par la combustion du papier à l'air libre.

Pour rendre cette inspiration plus commode, on roule du papier en cigarette, dont on aspire la fumée plusieurs fois par jour. On aspire la fumée dans la bouche, puis, par une nouvelle aspiration, on la fait passer lentement dans les bronches.

Ce moyen exerce une action topique puissante, caractérisée par une cuisson souvent fort vive, par de la toux et par une hypersécrétion muqueuse momentanée.

APHTES.

Gargarismes émollients (Voy. *Amygdalite*), puis *astringents* : décoctions de *feuilles de noyer*, de *brou de noix*, d'*écorce de chêne*.

MÉRAT ET DE LENS conseillent le *suc de cresson* en gargarismes. On pile le cresson, on l'exprime et on filtre.

SCHOLER recommande le *suc de carotte* mêlé avec le miel.

Le *miel* convient particulièrement pour adoucir la période aiguë des aphtes.

On conseille également les applications de *sucre pulvérisé*.

APOPLEXIE.

Traitement. — 1° *Saignée générale*, s'il y a tension vasculaire exagérée.

2° *Révulsion* sur les membres inférieurs (Voy. *Sinapismes*.)

S'il y a coma, appliquer le *marteau de Mayor*.

3° Administrer des *lavements purgatifs* au chlorure de sodium :

Sel de cuisine........................	30 gr.
Eau tiède............................	500 —

4° Applications réfrigérantes sur le sommet de la tête (*vessie de glace, compresses froides*).

5° S'il y a hypotension artérielle, il faudra stimuler le malade par des *frictions* et par des *lavements de café*.

On donnera du *lait* ou du *bouillon*, par cuillerées, puis par tasses, toutes les deux heures; l'autre heure, une cuillerée de café noir.

Le lendemain et les jours suivants, on purgera avec :

Chlorure de sodium..............	30 à 50 gr.

dans deux et trois verres d'eau et on continuera l'usage des lavements purgatifs (sel de cuisine, glycérine).

Régime. — Alimentation légère. — Ni alcool, ni tabac.

APPENDICITE.

Aussitôt le diagnostic d'appendicite fait ou même simplement soupçonné, le malade est mis au lit et au *repos absolu;* même pour uriner ou pour aller à la selle, il ne doit pas se lever; une personne placée en permanence à son chevet est chargée de lui passer les objets dont il peut avoir besoin, et de veiller à ce qu'il ne se lève pas.

S'il existe des douleurs abdominales très vives et de la fièvre, on met sur le ventre des *compresses glacées* ou une vessie de glace pas trop lourde. Sous l'influence du froid, la tuméfaction et l'empâtement douloureux disparaissent graduellement.

Dans le cas où le froid serait mal supporté ou même simplement désagréable, on remplacera la glace par des compresses tièdes qui trouvent également leur indication lorsque la fièvre a cessé et qu'un exsudat s'est déjà formé (BIERMER).

Le Dr TERRY conseille les applications chaudes d'*huile d'olives* sur la région malade.

A l'intérieur, il donne également l'huile d'olives à doses fractionnées, prolongées jusqu'à disparition de la douleur.

L'immobilisation de l'intestin est assurée par la *diète absolue* ou la *diète hydrique* pendant les premiers jours.

Tout purgatif et tout lavement sont proscrits.

Les envies de vomir et la soif, ordinairement très vives, seront combattues par de la *glace* que le malade laisse lentement fondre dans sa bouche; plus tard, on lui donnera de l'eau de riz, de l'eau de pain, de l'eau rougie; plus tard encore du bouillon et enfin du lait.

Lorsque l'appendicite est très douloureuse, une application de *ventouses scarifiées loco dolenti* est presque toujours suivie d'un soulagement marqué.

On attendra toujours la première selle spontanée, qui, ordinairement, vient du quatrième au neuvième jour après le début des accidents.

Ce n'est que lorsque le malade aura eu deux ou trois selles spontanées, qu'on lui donnera un lavement ou un purgatif. Le malade ne se lèvera que lorsqu'il aura eu plusieurs selles spontanées et que toute sensibilité de l'abdomen aura disparu.

ARTÉRIO-SCLÉROSE.

Repos. *Régime lacté absolu* : 2 litres 1/2 au moins, par jour, de lait bouilli, pris froid, par tasses de 300 grammes toutes les 2 heures.

Couvrir le thorax de *ventouses sèches*.

Contre les *palpitations*, on fera des *applications froides* sur la région précordiale.

On pratiquera tous les matins des *lotions froides*, suivies de *frictions sèches* sur les membres.

ARTHRITE CHRONIQUE.

Repos. *Compression ouatée*, ou avec une bande de flanelle.

Pointes de feu. *Massage*. Frictions. *Balnéation chaude*.

ARTHRITE TRAUMATIQUE DU GENOU.

Repos au lit jusqu'à ce qu'il n'y ait plus ni douleur, ni épanchement.

Compression ouatée, avec une bande de flanelle, de tout le membre inférieur, jusqu'à la racine de la cuisse.

Elévation du membre sur des coussins.

ASCARIDES

Voy. *Vers intestinaux*.

ASCITE.

Lait.

Diurétiques (Voy. *Néphrite*).

Lavements purgatifs (chlorure de sodium).

ASEPSIE.

Voy. *Stérilisation.*

ASPHYXIE.

Le malade sera retiré le plus tôt possible du lieu méphitisé (acide carbonique, oxyde de carbone, gaz d'éclairage, fosses d'aisances), exposé au *grand air* et débarrassé de ses vêtements.

On lui fera à plusieurs reprises des *aspersions d'eau froide* sur la face.

Si le malade ne respire pas, on pratiquera immédiatement la *respiration artificielle,* et des *tractions rythmées* de la langue (Laborde). Ces manœuvres seront continuées très longtemps ; on les interrompra quand la respiration spontanée paraîtra se rétablir, pour les reprendre dès que celle-ci cessera de nouveau.

Pour pratiquer les *tractions rythmées de la langue*, il faut ouvrir de force la mâchoire, la maintenir ouverte avec un morceau de bois quelconque introduit entre les dents, saisir la langue avec une pince ou avec les doigts garnis de linge, et exercer des tractions régulières sur cet organe, dix-huit à vingt fois par minute et continuer cette manœuvre pendant dix minutes ou un quart d'heure.

Au bout de ce temps, des mouvements de soulèvement et d'abaissement de la région diaphragmatique se font sentir; il se produit une série de hoquets inspirateurs bruyants, d'abord passifs, puis spontanés, les mouvements respiratoires se régularisent et la circulation se rétablit.

On pratiquera des *frictions sèches* ou *alcooliques* sur les membres.

Si le malade reste sans connaissance, on pourra recourir au *marteau de Mayor.*

Le marteau de Mayor est un *marteau ordinaire* que l'on plonge dans l'eau bouillante, puis qu'on applique sur la peau. Au sortir de l'eau bouillante, le marteau simplement séché produit une escarre en dix secondes. Si l'on interpose entre la peau et le marteau un morceau de linge, on détermine la vésication en quatre ou cinq secondes. L'application du marteau de Mayor est très douloureuse; elle est à utiliser dans les cas de syncope et surtout dans les cas d'asphyxie par submersion, strangulation, etc. (MANQUAT).

Dans l'*asphyxie des vidangeurs et des égoutiers*, on fera respirer une éponge imbibée d'*eau de Javelle* et mouillée ensuite de *vinaigre* qui dégage le chlore.

Lorsque la respiration sera rétablie, il faudra coucher le malade dans un lit bassiné, la tête maintenue élevée. On lui administrera des *lavements de café alcoolisé* ou de *sérum artificiel* (solution de chlorure de sodium à 8 pour 1000), on lui fera avaler des *boissons chaudes* (thé, café, grog, punch, vin chaud).

ASPHYXIE DES NOUVEAU-NÉS

Voy. *Mort apparente.*

ASTHME (ACCÈS D').

Ouvrir largement les fenêtres de la chambre du malade, sans produire de courant d'air.

Sinapiser les membres inférieurs (Voy. *Sinapismes*).

Donner un *bain de pieds chaud.*

Chez les asthmatiques qui ne font pas un usage habituel du tabac, l'accès peut être modéré par l'aspiration de quelques bouffées de la *fumée d'un cigare* ou d'une *cigarette* (TROUSSEAU).

Les *vapeurs de camphre* peuvent être également utilisées (cigarette de camphre).

Le *café* pris à fortes doses et très concentré est employé avec succès (LAENNEC, TROUSSEAU). On donne du café très fort, sans sucre, tous les quarts d'heure ou toutes les demi-heures, jusqu'à soulagement.

L'*eau froide* en boisson est un bon sédatif et réussit souvent dans l'asthme.

La *compression du pneumogastrique* au niveau du cou est un moyen de traitement efficace de l'accès d'asthme essentiel.

La compression du pneumogastrique amène un grand soulagement, souvent même la dyspnée se dissipe complètement au bout de quelques minutes.

Voy. *Coqueluche*.

ASYSTOLIE.

Régime lacté. — Le *lait* est un des meilleurs diurétiques à opposer aux *hydropisies*. On doit donner du lait aussi pur que possible, écrémé, cru, par petites quantités souvent répétées, à la dose de deux à trois litres au moins par jour.

Café.

Diurétiques. Voy. *Néphrite*.

Ventouses sèches en grand nombre sur le thorax.

Frictions sèches.

Lavements au chlorure de sodium :

Sel marin	30 gr.
Eau	500 —

Contre les *œdèmes des membres inférieurs*, lorsque la peau, luisante, distendue, est prête à se rompre sous l'effort qui la tend de plus en plus, lorsque le malade ne peut plus faire un mouvement, à cause du gonflement de ses membres, il est du devoir du praticien d'intervenir, et de favoriser l'évacuation de la sérosité par le procédé des *piqûres*.

Avec une aiguille fine, flambée, huilée, on pique les membres inférieurs en différents points(vingt ou trente pour chaque membre). Cette opération, exempte de douleurs, provoque un écoulement très abondant de sérosité. Les membres seront enveloppés de compresses bouillies, fréquemment renouvelées, et seront lavés plusieurs fois par jour avec de l'eau bouillie, à défaut de toute solution antiseptique (borax, acide borique).

Les malades seront assis dans leur lit ou à demi-couchés dans un fauteuil. On obtient une bonne position du patient,en pliant en deux le matelas et transformant ainsi le lit en un véritable siège dans lequel le malade à les jambes pendantes, ce qui permet le libre écoulement de la sérosité. (DUJARDIN-BEAUMETZ).

AVORTEMENT.

Repos.

Injections vaginales d'eau bouillie à 40 ou 45°.

Voy. *Hémorragie utérine*.

BLENNORRAGIE.

Il y a moins de blennorragies devenues rebelles par insuffisance que par excès de traitement et par la mauvaise direction du traitement. Mieux vaut laisser la maladie s'user d'elle-même et mourir de vieillesse. (DESAULT).

Repos aussi complet que possible.

Porter un suspensoir : un *caleçon de bain* en constitue un excellent.

Boissons diurétiques : tisane d'orge, sirop d'orgeat.

Contre les *érections nocturnes :* coucher dans un lit dur, ne pas dormir sur le dos ; faire des applications locales externes d'*eau* pure, aussi *froide* que possible.

Soins minutieux de propreté locale.

Grands bains simples, tièdes, contre les douleurs.

Combattre la *constipation* par des *laxatifs* (pruneaux, miel) et des *lavements* au chlorure de sodium ou à la glycérine.

Faire le plus tôt possible des injections (3 par jour) avec une solution de laurénol nº 1 à 3 p. 100 : cette solution a l'avantage de pouvoir être préparée par le malade lui-même.

On pourra faire utilement des injections urétrales avec du *vin rouge* chaud (Ricord), ou avec de la décoction chaude d'*écorce de chêne*.

Dans la blennorragie, on a détruit les gonocoques par des *irrigations d'eau chaude*. L'urètre s'habitue facilement au liquide chaud, si bien que quelques médecins auraient fait des irrigations à une température de 88°.

BLENNORRAGIE CHEZ LA FEMME

Lavages fréquents et abondants de la vulve et du vagin à *l'eau* simple, *bouillie*, chaude, quatre à cinq fois par jour, pendant un quart d'heure chaque fois.

Ou mieux avec un litre de solution de laurénol à 3 p. 100.

On peut remplacer l'eau bouillie par la décoction d'*écorce de chêne*, ou la décoction de *thé*.

Bains tièdes.

Diurétiques.

BLÉPHARITE.

Lotions fréquentes avec de l'*eau bouillie chaude;* lotions émollientes avec de l'infusion de *camomille*, ou de *fleurs de sureau*.

BRONCHITE CATARRHALE AIGUË.

Repos au lit, atmosphère pure et chaude.

Tisanes. — Elles n'ont pas une action curative héroïque, mais elles sont utiles, provoquent souvent un état sudoral salutaire, calment la sécheresse de la gorge, apaisent la toux.

Les tisanes les plus employées sont celles de *lierre terrestre*, d'*hysope*, de *pensée sauvage*, de *guimauve*, de *bouillon blanc*, de *violette*, de *fleurs pectorales*, etc. On les prépare par infusion : 10 grammes pour un litre d'eau bouillante, une pincée ou 2 grammes pour deux verres d'eau bouillante; laisser infuser une heure ou une demi-heure au minimum.

Tisane d'orge. — Elle se prépare en faisant bouillir pendant une heure quinze grammes d'*orge perlé* dans assez d'eau pour obtenir un litre de décoction. On peut employer l'orge entière, mais alors on doit la soumettre à une première décoction légère dont on rejette le produit.

Eau de gruau. — Décoction de semences d'*avoine* dépouillées de leurs enveloppes (16 gr. pour 1000 d'eau; faire bouillir pendant une heure).

Infusion de *fleurs de pomme de terre.*

On peut employer encore la décoction de *fruits pectoraux :* dattes, figues, jujubes, raisins secs.

Pour activer la coction du rhume, on prescrit des *préparations alcooliques;* Laennec conseille la formule suivante qui peut rendre de bons services :

Bonne eau-de-vie..................	30 à 35 gr.
Infusion de violettes très chaude...	60 à 90 —
Sirop de gomme ou sucre.........	Q. S.

à prendre aussi chaude que possible, en une seule fois, au début du rhume.

L'association de l'*eau-de-vie* au *lait* très chaud et sucré donne des résultats analogues.

Une boisson agréable est celle que l'on obtient en versant dans du lait chaud une cuillerée à soupe de *rhum* brûlé sur du sucre.

Extérieurement on appliquera sur le thorax des *sinapismes* (voy. ce mot) ou des *ventouses* (voy. ce mot).

Bains chauds (voy. *Broncho-pneumonie*). Pour les cas simples, on peut se contenter de donner un bain le matin et un autre le soir, de 10 minutes de durée.

Si la bronchite est plus grave, on augmente le nombre des bains et on en donne un troisième dans le milieu de la journée, en reculant celui du soir aussi tard que possible, pour que son action sédative profite au malade et lui procure du sommeil pendant la nuit.

BRONCHO-PNEUMONIE AIGUË CHEZ LES ENFANTS.

MOYENS HYGIÉNIQUES. — Le traitement de la broncho-pneumonie comprend d'abord des *moyens hygiéniques*, qui ont une extrême importance.

On installera l'enfant dans la pièce la plus vaste dont on pourra disposer. On assurera le renouvellement de l'air, pendant la belle saison, en ouvrant les fenêtres. En hiver, on entretiendra un feu clair qui favorisera la ventilation et maintiendra la température à 18°.

Il est utile de faire évaporer par ébullition, presque continuellement, dans la chambre, de *l'eau* à laquelle on ajoutera, à défaut de phénol, des *feuilles d'eucalyptus.*

Les enfants en bas âge ne doivent pas être laissés longtemps dans le berceau ni dans le décubitus dorsal ; il faut les prendre souvent dans les bras.

Les enfants plus âgés doivent être maintenus à demi-assis au moyen de coussins.

On appliquera, aux pieds et aux jambes, des *bottes d'ouate* recouvertes de taffetas imperméable.

Traitement. — Contre la congestion, on peut recourir aux *ventouses*, aux *sinapismes.*

On appliquera successivement sur le dos, la poitrine, et le bas-ventre un cataplasme chaud légèrement imbibé de *vinaigre de table* (jusqu'à rubéfaction).

Enveloppements froids. — Legendre met en première ligne des moyens capables d'entraver l'hypérémie active, les enveloppements froids du thorax, qui diminuent, en quelques minutes, le nombre des respirations du quart, du tiers, ou de la moitié, et amènent consécutivement une rubéfaction cutanée d'un heureux effet.

Pour employer les enveloppements froids du thorax, on prépare des compresses pliées en plusieurs doubles, d'une longueur et d'une hauteur suffisantes pour envelopper tout le thorax.

Elles sont imbibées d'eau à la température de la chambre, pure, ou additionnée d'un quart d'alcool ; puis elles sont exprimées, de manière à rester seulement humides. L'enfant est rapidement déshabillé, on lui enroule la compresse autour du thorax ; par-dessus on place un taffetas gommé, autant que possible souple (taffetas chiffon), et on enveloppe le reste du corps dans une couverture de laine. Au bout d'un quart d'heure, on enlève la compresse devenue chaude au contact de la peau et, après l'avoir imbibée de nouveau d'eau froide, on l'applique une seconde fois. On renouvelle cet enveloppement tous les quarts d'heure d'abord, puis toutes les demi-heures, toutes les heures.

On se guide sur la dyspnée, c'est-à-dire sur la fréquence et l'amplitude des respirations, la température, l'état nerveux, pour espacer plus ou moins ces enveloppements.

L'effet habituel, dans les cas d'intensité modérée, consiste dans une atténuation au moins passagère de tous ces symptômes; dès que l'amélioration cesse, il faut réitérer l'emploi de ce moyen.

Si, au bout d'un certain nombre d'applications, il n'y a plus d'amélioration ou s'il n'y en a pas eu après la première, il faut passer à l'enveloppement du corps entier dans le drap mouillé essoré.

Pour pratiquer l'*enveloppement généralisé*, on trempe un drap dans l'eau froide, on l'exprime, on y roule le malade dont la tête seule dépasse, et auquel on fait boire quelques gorgées d'une potion alcoolique. On le recouvre d'un édredon (Rendu). Il est important que le drap mouillé soit *bien exactement appliqué* sur toute la surface cutanée; il doit mouler le corps comme un maillot, pénétrer dans les plis, sous les aisselles, dans les plis inguinaux, entre les cuisses.

La durée de l'enveloppement est de deux heures et on le répète toutes les 3 heures.

Bains froids. — Le bain froid dans la broncho-pneumonie de la rougeole produit de véritables résurrections, il abaisse la température, provoque la diurèse, diminue la dyspnée, calme l'agitation, etc.

Quand la température atteint 41°, le bain froid est toujours indiqué. Premier bain à 28°, d'une durée de cinq à dix minutes. Les bains suivants peuvent être de 24 à 18°, mais jamais au-dessous.

On fait des affusions froides sur la tête, pendant le bain. On retire l'enfant, dès qu'il frissonne; on l'enveloppe dans une couverture de laine; on lui donne du grog. La température, prise avant le bain, est prise de nouveau une heure, puis trois heures après. Si elle dépasse 39°, nouveau bain; sinon, on attend et on reprend la température toutes les deux heures, redonnant un bain quand le thermomètre accuse 39°, à moins qu'il n'y ait ni agitation, ni dyspnée. On peut faire prendre jusqu'à sept bains le premier jour; on diminue les jours suivants, au fur et à mesure que l'amélioration se manifeste.

Legendre emploie souvent avec succès les bains à températures successivement moins chaudes, en commençant à 2° au-dessous de la température initiale du petit malade : 38°, par exemple, s'il est à 40°. Le premier bain est très court (cinq minutes) et a pour but d'accoutumer seulement l'enfant à être baigné; une heure plus tard, il donne un bain à 35° (dix minutes); deux heures après à 32° (quinze minutes); les suivants de trois en trois heures à 30° et même à 25, dans les cas où l'hyperthermie ne cède que très passagèrement. Il a recours aux bains à 20°, de cinq à dix minutes, seulement dans les cas les plus graves.

Les effets avantageux des bains sont le calme, la diminution de la dyspnée, le goût de l'alimentation et le sommeil. Il faut donc profiter du moment où l'enfant, retiré de l'eau, essuyé et frotté, est replacé dans son lit, pour lui faire prendre lait, bouillon ou potage, potion cordiale, *alcool*, vin de Porto, de Marsala, *café* par petites doses; après quoi, on le laisse s'endormir.

Bains chauds. — L'emploi thérapeutique des bains chauds a été préconisé par Renaut, de Lyon, et Lemoine, de Lille, dans le traitement des affections aiguës du poumon chez les enfants.

La température des bains doit osciller entre 36 et 38°. La baignoire doit être assez pleine pour que l'enfant y soit plongé jusqu'au cou, de façon à intéresser toute la surface du tégument. Pour éviter la congestion de la face et du crâne, qui se produit facilement pendant un bain chaud, surtout chez les fébricitants, il faut placer sur la tête une serviette pliée, trempée dans de l'eau froide et refroidie à nouveau aussitôt qu'elle s'échauffe.

La durée du bain doit être de 10 minutes environ, rarement plus. Si l'enfant est très faible, il faut attentivement surveiller son pouls et éviter une syncope. Dans ce but, on peut aussi lui faire prendre une cuillerée d'une boisson stimulante (*alcool*, *café*) quelques instants avant de l'immerger.

Quand le bain est terminé, on enveloppe l'enfant dans une couverture de laine, on le frotte rapidement et on le laisse reposer, ainsi enveloppé, dans son lit, pendant environ une demi-heure, après quoi on lui passe une chemise de flanelle jusqu'au moment du bain suivant.

Les *bains sinapisés* sont un adjuvant précieux, lorsque l'état du malade inspire de vives inquiétudes ; on donne alors un bain sinapisé le matin, quelquefois un second dans le courant de la journée, et les autres simplement chauds, à 36° ou 38°.

Pour les préparer, on délaye 250 grammes de farine de moutarde dans de l'eau froide, au fond de la baignoire, et on ajoute ensuite l'eau chaude du bain.

Pour éviter l'irritation pénible qu'ils provoquent sur les muqueuses nasales et oculaires du malade et des assistants, il n'y a qu'à recouvrir la baignoire avec un drap qui ne livre passage qu'à la tête du malade.

Après la sortie du bain, le malade ne tarde pas à s'endormir d'un sommeil tranquille, la respiration est moins fréquente et moins saccadée : le pouls est plus lent et plus régulier.

Chez les adultes, la détente du système nerveux est la même, et l'expectoration est plus facile.

A la période de début de la broncho-pneumonie, trois bains suffisent généralement pour amener la guérison.

A la période d'état et en présence d'un état général grave, il faut prescrire six bains en 24 heures, dont deux sinapisés, de 10 à 15 minutes de durée.

Si la médication procure un sommeil prolongé à l'enfant, on cesse les bains momentanément jusqu'au réveil. Si, au contraire, la rémission obtenue est très légère, on applique la méthode rigoureusement.

Il faut donner les bains le plus tôt possible, dès que la poitrine se prend et que la température monte ; par ce moyen on arrête souvent le mal dans sa marche.

Il faut multiplier le nombre des bains ; dans les cas graves, on les donne au début toutes les trois heures, toutes les deux heures même. Il est préférable d'agir vigoureusement de suite, et souvent par ce moyen la maladie tourne court en un jour ou deux.

Dans les cas de rougeole infectieuse avec phénomènes pulmonaires graves, on donne toutes les deux heures des bains à 35° additionnés de 250 grammes de moutarde.

Ces bains sinapisés amènent une amélioration rapide.

On peut pécher en donnant un nombre de bains trop restreint, on ne pèche jamais en en donnant beaucoup ; ici le plus est le mieux. Les échecs éprouvés dans le traitement de la broncho-pneumonie infantile par les bains sont rares, mais ceux qui surviennent sont dus à ce que les bains sont donnés trop tardivement et avec timidité.

J'oserai presque émettre cet axiome que, dès qu'un enfant a des râles sous-crépitants et un peu de fièvre, on doit systématiquement le soumettre au traitement par les bains chauds, c'est le meilleur moyen d'éviter une aggravation possible de la maladie.

Dans les formes graves, les bains sinapisés sont de rigueur. Ils sont pénibles pour les enfants, mais leurs effets sont supérieurs à ceux des bains simples.

On pourrait s'étonner qu'on ait pu faire accepter la médication balnéaire dans une clientèle de campagne, dans laquelle les préjugés contre l'eau sont souvent fort grands, et pourtant cela a été des plus faciles.

Il y a eu de légères difficultés les premières fois, mais les résultats obtenus ont été si rapides et si nets que depuis tout le monde est converti à la méthode et que les parents eux-mêmes demandent de donner des bains à leurs enfants malades (DEMONS, de Ronchin).

Traitement mécanique. — Chez les enfants arrivés à la période ultime de la broncho-pneumonie, avec perte de connaissance et asphyxie graduelle, on peut employer le traitement mécanique suivant :

On pratique la *respiration artificielle* et le *massage* de tout le corps avec des flanelles imbibées de *vin très chaud*, en tenant constamment l'enfant sur les bras, dans la position horizontale et la face en bas. On a soin d'enlever les mucosités à mesure qu'elles s'accumulent dans la bouche et d'empêcher le petit malade de s'endormir lorsqu'on a réussi à lui faire reprendre connaissance. Par ces manœuvres continuées avec persévérance, parfois pendant plus de quarante-huit heures, on peut sauver des enfants dont l'état semble désespéré.

Balancements rythmés. — SCHILLING traite la bronchite capillaire infantile par les balancements rythmés du corps de l'enfant, répétés plusieurs fois par jour et suivant le procédé ordinairement employé pour le traitement de la mort apparente des nouveau-nés (Voy. *Mort apparente*). Ce moyen thérapeutique lui donne les résultats les plus satisfaisants dans les cas d'état asphyxique accompagné de cyanose chez des petits enfants atteints de bronchite capillaire. La respiration se rétablit, la cyanose disparaît et la guérison est obtenue plus ou moins rapidement. SCHILLING considère ce mode de traitement comme bien supérieur à tous ceux que l'on a l'habitude d'employer pour combattre la bronchite capillaire et l'atélectasie pulmonaire qui l'accompagne.

Alcool. — Les enfants supportent fort bien, pendant la durée de leur phlegmasie pulmonaire, les toniques alcooliques, surtout lorsqu'on a soin de bien les sucrer (DUJARDIN-BEAUMETZ).

On donne le *cognac* ou le *rhum*, aux doses suivantes :

De 0 à 15 mois...........	5 à 10 gr. par jour.
De 15 mois à 3 ans........	10 à 15 — —
De 3 à 5 ans.............	15 à 20 — —
De 5 à 10 ans............	20 à 30 — —

Par suite de l'action irritante locale de l'alcool, il faut le prescrire toujours dilué dans l'eau sucrée, dans un sirop, dans une potion quelconque, dans du lait. Non seulement l'eau-de-vie, le rhum, mais encore le vin blanc, le champagne, doivent être largement étendus ; ne jamais donner de *vin pur* aux enfants (COMBY).

La dose d'alcool peut être portée assez haut, sans tomber dans les exagérations de TODD. On peut donner l'équivalent de 20, 30, 40, 50 grammes d'eau-de-vie par jour, dans les cas graves, aux enfants de 2, 3, 4, 5 ans, à la condition de ne pas prolonger plus d'une semaine l'administration de ce médicament. Donc, on prescrira 10 grammes d'eau-de-vie par jour et par année d'âge, quand la médication alcoolique sera franchement indiquée, sans faire courir aucun risque d'intoxication. Et l'enfant réagira d'autant plus vivement à l'excitation alcoolique qu'il sera plus étranger aux boissons fermentées (COMBY).

Alimentation. — Il est important d'alimenter le malade et d'insister pour qu'il prenne des boissons en abondance, afin d'obtenir une bonne diurèse. On tâchera d'introduire un aliment nutritif dans ces boissons, la décoction de céréales suivant la formule de SPRINGER (Voy. *Fièvre typhoïde*), le lait et le bouillon, les sucs de fruits.

Si l'enfant rejette le lait de vache pur ou coupé d'eau, on lui prescrira alternativement cinquante à cent grammes de lait d'ânesse, et du grog très léger et très chaud, aromatisé d'une cuillerée à café de chartreuse ou de noyau. — Les prises de lait seront continuées *souvent et peu à la fois.*

Dès que l'alimentation redeviendra possible, les jaunes d'œufs délayés, les potages aux pâtes et avec de la viande hachée, les crèmes, etc., seront utilisés.

On aura soin de laver fréquemment la bouche, la gorge, les fosses nasales avec de l'eau boriquée et de l'eau de Vichy, pour maintenir l'appétence, en conservant le goût et l'odorat.

BRULURES

Secours aux brûlés. — Si les vêtements ont pris feu, il faut rouler la victime à terre dans un pardessus, un drap, une couverture, un édredon : fermer les fenêtres pour éviter le courant d'air, verser de l'eau froide sur les vêtements incendiés.

Le plus pénible est de déshabiller le blessé, que le moindre mouvement fait horriblement souffrir. Il faut sacrifier sans hésitation les vêtements carbonisés qui adhèrent à la peau, les fendre avec des ciseaux et procéder avec douceur et méthode pour éviter d'arracher l'épiderme et de faire souffrir le blessé.

Brûlures au 1er degré. — Pour calmer la cuisson et diminuer le gonflement, on appliquera des *compresses* trempées dans de l'*eau fraîche;* si la brûlure est étendue, on donnera un bain froid.

Pour calmer la douleur, on emploiera utilement l'*irrigation continue d'eau froide.* Rien n'est plus facile que d'installer une irrigation de ce genre. Dans un récipient d'eau froide placé à côté du lit du malade et légèrement élevé, on fera baigner l'extrémité d'une épaisse lanière de toile dont l'autre extrémité aboutira à des compresses recouvrant la région malade. Par capillarité, l'eau s'écoule lentement par cette lanière comme dans un siphon, et l'eau froide du récipient vient rafraîchir sans cesse les compresses échauffées au contact des téguments. Le membre irrigué sera autant que possible isolé du lit par une toile cirée, qui d'autre part servira à l'écoulement de l'eau.

On conseille également les *bains tièdes prolongés.*

La *crème* constitue un topique adoucissant utile pour les brûlures de peu d'étendue.

On emploie encore en embrocation sur les brûlures, le *blanc d'œuf* battu avec de l'*huile.*

Les brûlures au premier degré sont singulièrement calmées et souvent très promptement guéries par l'application d'*huile* ou de corps gras, surtout de consistance assez solide, comme la graisse de veau, le suif, avec ou sans addition de poudre d'amidon.

Enfin, si l'on a sous la main de l'*eau de chaux,* on préparera du *liniment oléo-calcaire,* parties égales d'huile et d'eau de chaux, qu'on mélange par l'agitation, et que l'on emploie en onctions.

On peut aussi panser avec une solution de laurenol n° 1 à 3 p. 100.

Brûlures au 2e degré. — Piquer les ampoules aseptiquement; faire des *applications réfrigérantes* (cataplasme de fécule frais).

La *pomme de terre* s'emploie souvent crue et râpée, comme cataplasme réfrigérant.

On préconise l'application de compresses imbibées de *vin rouge* ou d'*alcool* (eau-de-vie).

Dans les brûlures avec suppuration abondante et fétide, on fera des lotions avec de l'*eau de Javelle* coupée d'eau bouillie.

Brûlures au 3e degré. — Même traitement. Il faut surtout surveiller l'état général, stimuler et soutenir l'organisme par le *café,* l'*alcool,* et l'alimentation.

BRULURES PAR LES CAUSTIQUES

Il faut neutraliser l'action chimique des caustiques. L'*eau de savon*, l'*eau de chaux*, la *craie* seront employées dans les brûlures par les acides, vitriol, sel d'oseille, eau forte, etc.

L'*eau vinaigrée*, le *jus de citron* serviront dans les accidents causés par les alcalis, la potasse, la chaux vive, l'ammoniaque.

CATARRHE DE LA CONJONCTIVE

Voy. *Conjonctivite printanière*.

CÉPHALALGIE

On emploie couramment les applications sur le front de *compresses* imbibées d'*eau froide*, ou d'*eau vinaigrée* froide (1 partie de vinaigre pour 4 d'eau).

Des *lotions* pratiquées sur le front avec de l'*eau chaude*, aussi chaude qu'elle pourra être supportée, apportent souvent un soulagement notable.

On prescrira utilement l'infusion de *café vert* ou de *café torréfié*.

Voy. *Migraine*.

CHANCRE MOU

ROSENTHAL (de Berlin) utilise l'action bactéricide de l'*eau chaude* dans le traitement du chancre mou; le virus perd sa vitalité à 41°. On fera donc utilement des *irrigations prolongées avec de l'eau à 45°*

On commence par laisser couler sur le chancre de l'eau à 40°, puis on porte rapidement la température du liquide à 45° et même à 50° et 52°, si cette chaleur est tolérée par le patient. De temps à autre on interrompt le jet pour laisser reposer le malade. La séance d'irrigation dure à peu près une demi-heure; elle est répétée chaque jour.

Au bout de quelques minutes, l'ulcère, complètement détergé, prend une coloration rouge vif. Le patient est envahi par une sensation de chaleur qui se propage lentement à tout le corps et détermine même une transpiration assez abondante.

Sous l'influence de ce traitement, l'infiltration des bords de l'ulcère se dissipe très vite; le chancre se transforme en une plaie simple, non virulente, après un nombre d'irrigations qui varie de 2 à 11, puis il ne tarde pas à se cicatriser.

L'eau chaude rend aussi de grands services dans l'*ulcère phagédénique*.

CHARBON (PUSTULE MALIGNE)

Traitement local. — En présence de l'accident local, il faut agir sans perdre de temps. Il faut cautériser vigoureusement au *fer rouge*, larder les vésicules de pointes de feu. Le cautère actuel sera chauffé à blanc; il sera plongé au milieu de l'eschàre qu'il détruira, il en dépassera les limites pour modifier la zone erythémateuse. Voy. *Anthrax*.

Si l'on a sous la main de la teinture d'iode et une seringue à injections hypodermiques, on pratiquera autour de la pustule un certain nombre d'injections à différentes distances et à différentes profondeurs.

On couvrira ensuite de compresses bouillies imbibées d'*eau bouillie* ou d'une décoction d'*écorce de chêne* ou d'*eau de Javelle* coupée d'eau bouillie, à défaut de toute autre solution antiseptique (phénol, borax).

Les *feuilles*, les *racines*, les *écorces* fraîches des jeunes branches de *noyer* ont été employées avec succès par divers praticiens, par Nélaton en particulier, contre la pustule maligne, soit l'*œdème charbonneux* des paupières, soit la *pustule maligne* bien confirmée.

On ouvre avec des ciseaux courbes les phlyctènes et les pustules. On écrase la nervure principale des feuilles de noyer fraîches, on en applique une couche épaisse qu'on fait en sorte de faire porter fortement sur la peau à l'aide d'un bandage approprié. On renouvelle ce pansement toutes les trois heures ou toutes les demi-heures (Bruquier).

Traitement général. — Il faut autant que possible soutenir les forces du malade, en lui conseillant de s'alimenter. On prescrira du *vin*, de l'*alcool*, du *café*.

S'il est possible, on donnera à l'intérieur V à XV gouttes par jour de teinture d'iode dans un verre d'eau sucrée.

CHLOROSE

On fera garder le repos absolu au lit pendant quinze ou vingt jours (Hayem).

Au début, on alimentera la malade avec du *lait*, de la *viande* de bœuf ou de mouton, *crue*, râpée et passée au tamis (100 grammes à midi et à 6 heures), du *thé de bœuf*, infusion préparée comme le thé avec de la viande.

Pour faire du thé de bœuf, on prend des tranches minces de viande maigre et on les fait griller pendant une minute ou deux, puis après les avoir découpées en petits morceaux, on les recouvre d'eau bouillante et on laisse en contact pendant un quart d'heure.

Au bout de huit jours, on administrera du *fer*, remède spécifique de la chlorose.

Le fer se trouve partout, soit à l'état de rouille (mélange d'oxyde de fer hydraté et de carbonate de fer), sous forme de *vieux clous* qu'on met dans une carafe d'eau (deux verres par jour), soit à l'état de *limaille* qu'on peut rencontrer chez tous les forgerons.

Il faut porter une grande attention dans le choix de la limaille, parce que souvent elle contient des parcelles de cuivre qui peuvent donner lieu à des accidents.

On donne la limaille à la dose de 0 gr. 05 à 0 gr. 10 centigrammes dans des pilules de mie de pain.

Le régime alimentaire dépend surtout de l'état de l'estomac. On conseillera de manger le plus et le mieux possible, tout ce que l'estomac digérera, en particulier beaucoup de viande de boucherie.

DUMONTPALLIER conseillait de prescrire aux chlorotiques l'usage du *boudin*.—« Je les guéris rapidement, disait-il, si leur estomac le supporte bien. » Malheureusement le boudin est fort indigeste.

On défendra les crudités, salades, fruits verts, vinaigre, aliments fermentés. Les malades boiront du vin rouge coupé d'eau : on interdira le café, le thé, les liqueurs.

Dans le traitement de la chloro-anémie chez des malades appartenant à la classe aisée de la société, le Dr SIMON (de Baltimore) se borne à instituer un régime diététique spécial qui suffit pour guérir l'affection, sans qu'on soit obligé d'avoir recours aux préparations ferrugineuses, dont l'emploi ne devient nécessaire que chez les malades pauvres.

Le régime consiste essentiellement dans l'usage de *viandes noires*, de *bière brune* et de *moelle osseuse*. La malade fait cinq repas par jour : à huit heures, onze heures, deux heures, cinq heures et sept heures. Si elle est hyperchlorhydrique, elle doit se reposer après les repas; si, au contraire, il existe de l'hypochlorhydrie, un exercice modéré est nécessaire après chaque ingestion de nourriture, la patiente doit dormir au moins dix heures chaque nuit, prendre deux *bains salés chauds* par semaine, et se soumettre le matin à une *friction sèche.*

La malade mangera beaucoup de viande de bœuf et de mouton et ne fera qu'exceptionnellement usage de viandes blanches. En outre, au repas de onze heures, elle prendra une sandwich à la *viande de bœuf crue*, finement hachée et salée et poivrée à volonté. A l'un des repas du soir, on lui servira 15 à 30 grammes de moelle osseuse chaude provenant du tibia d'un jeune bœuf.

Tous les légumes sont permis, sauf les pommes de terre. Les purées de pois et de lentilles sont particulièrement recommandées.

Le pain frais est interdit : on fera usage de pain rassis datant d'au moins vingt-quatre heures, ainsi que de pain grillé, de biscuits. La malade consommera chaque jour un demi-litre de bière brune forte (*stout*) dont la moitié sera prise au repas de onze heures, avec la viande crue, et l'autre moitié pendant le souper. En outre, elle pourra boire un demi-litre à un litre d'eau, suivant qu'elle sera plus ou moins altérée.

S'il y a de la *constipation*, on fera prendre des *lavements* avec de la décoction de *graines de lin* (20 pour 1000 d'eau réduit à 500) additionnés d'une cuillerée à soupe d'huile d'*amandes douces.*

L'exercice modéré au grand air est extrêmement utile. Les fonctions de la peau seront excitées par quelques *bains tièdes*, par des *frictions sèches* ou *alcooliques* (eau de Cologne, alcoolat de lavande), des *douches* ou des *affusions froides.*

Traitement par les bains chauds. — M. Rosin (de Berlin) recommande, quand la médication habituelle de la chlorose est d'une application trop difficile, de faire prendre des *bains chauds* à 32°, d'une durée de 20 minutes environ, répétés 3 fois par semaine et suivis chaque fois d'une affusion froide. Ces bains chauds lui paraissent indiqués surtout dans les cas de chlorose accompagnée de douleurs thoraciques, douleurs que l'on considère généralement comme étant de nature névralgique, mais qui, d'après Rosin, sont d'origine musculaire.

CHOLÉRA

Traitement. — L'intervention médicamenteuse proprement dite est purement illusoire (Hayem).

Pour *réchauffer le malade*, on conseillera des *boissons chaudes* et *stimulantes : alcool*, grog, *thé* au rhum, *café* léger.

Le *punch* chaud, par petites tasses, convient particulièrement dans la période algide du choléra. On le préparera de la manière suivante :

Thé........................... 10 grammes.

Faites infuser dans

Eau........................... 250 —

Passez et ajoutez :

Rhum.......................... 150 —
Sucre......................... 100 —
Suc d'un citron.

(Bouchardat)

Lacoste conseille la mixture suivante contre le choléra algide :

Vieille eau-de-vie de Cognac...... 100 grammes.
Poivre de Cayenne................ 2 —

Faites macérer. Filtrez. — Une cuillerée à soupe après

le vomissement. Continuez de dix en dix minutes. (BOUCHARDAT.)

TROUSSEAU conseille l'infusion théiforme de *menthe poivrée.*

On pratiquera des *frictions énergiques* sur les membres avec de l'alcool, de l'essence de térébenthine, de l'alcool de menthe : on les continuera très patiemment, pendant très longtemps, sans se décourager et sans s'interrompre. Puis on enveloppera le malade de *serviettes chaudes;* on placera des *bouillottes* d'eau chaude ou des *briques chaudes* le long du corps.

S'il y a une tendance aux *vomissements*, on donnera du *lait glacé* additionné de rhum ou de cognac, du champagne frappé. CONSTANTIN PAUL recommande l'*eau froide*, préalablement bouillie, additionnée de *chartreuse.*

Souvent on devra établir la diète alimentaire absolue, ou la *diète hydrique.* — Voy. *Diarrhée infantile.*

Le gavage par l'eau, qui consiste à faire ingérer coup sur coup d'une façon presque continue, pendant plusieurs heures, une grande quantité d'eau bouillie, et à faire de la sorte pénétrer dans le sang une partie de l'eau perdue par la transsudation intestinale, paraît, dans certains cas, donner de bons résultats (NETTER).

GRASSET conseille d'avoir toujours comme provision à la campagne un flacon d'*acide lactique.* — On donnera alors, par gorgées, dans les 24 heures, un ou deux litres de la solution suivante :

Acide lactique..................	10	grammes.
Rhum........................	40	—
Eau bouillie..................	1	litre.

On pourrait remplacer l'acide lactique par de l'*acide tartrique* ou de l'*acide citrique* (0 gr. 75 par litre) que les ménagères emploient d'une manière courante pour préparer de la limonade.

Traitement par les bains chauds. — Le phénomène le plus grave de l'attaque cholérique est l'*affaiblissement de la thermogénèse*. L'abaissement de la température centrale est très fréquent, souvent intense et toujours de mauvais augure. Il est donc urgent de fournir du calorique aux malades algides ou qui tendent à le devenir.

Les *bains chauds*, à 40°, sinapisés ou non, donnés systématiquement pendant vingt minutes, toutes les deux ou trois heures, amènent toujours une élévation thermique de 1 à 2°.

Au sortir du bain, les malades sont enveloppés dans une couverture de laine bien chaude (HAYEM).

C'est surtout contre les *crampes douloureuses*, le *refroidissement* et la *cyanose périphériques* que les bains doivent être dirigés (A. MATHIEU).

S'il y a du *délire ataxique*, on pratiquera des *affusions froides*.

Traitement par le lavage de l'estomac. — HAYEM conseille de traiter les *troubles gastro-intestinaux* par le *lavage de l'estomac* à l'eau bouillie. — Il conseille également d'employer les lavages de l'estomac contre les *vomissements*.

Ceux-ci contribuent à la déshydratation de l'organisme et empêchent l'absorption des boissons et doivent être combattus le plus tôt possible et énergiquement. Il est indispensable de faire un lavage de l'estomac toutes les six à huit heures, jusqu'à ce que l'organe puisse tolérer les boissons (HAYEM). Voy. *Lavage de l'estomac.*

Traitement par les injections de sérum artificiel. — C'est le traitement de choix contre le *collapsus* et l'*algidité*. Voy. *Lavage du sang*.

La température du sérum doit être voisine de celle du corps humain, et osciller entre 38 et 43° et même 44° centigrades, suivant que la température rectale du malade est algide ou supérieure à 38°.

La dose à injecter doit être de 2 litres à 2 litres et demi, en une seule fois.

A défaut d'injections sous-cutanées, on pratiquera des injections d'eau bouillie tiède dans le rectum (Piorry).

Prophylaxie. — Tous les linges qui touchent le malade doivent être ensuite plongés pendant un quart d'heure dans de l'*eau bouillante*, lavés dans une solution de *sulfate de cuivre*, qu'il est facile de se procurer à la campagne, surtout dans les pays de vignobles ou dans une solution de laurenol n° 2 à 3 p. 100, ou bien encore dans de l'*eau de Javelle* étendue; il faut ensuite, nettoyer vigoureusement les linges avec une brosse et du savon.

Les couverts et objets de toilette seront traités de même.

Les personnes qui soignent le malade devront, chaque fois qu'elles l'auront touché, se laver soigneusement les mains avec du savon, dans plusieurs eaux différentes, à défaut de toute solution antiseptique.

CHOLÉRA INFANTILE

Voy. *Diarrhée*.

CHORÉE

Repos physique et intellectuel. Isolement. Promenades.

Douches. *Bains* à 35° pendant 1 heure.

Gymnastique — Mouvements simples et réguliers, suivis de frictions alcooliques.

Ventouses sèches sur la colonne vertébrale.

CHUTE DU RECTUM

Réduire la tumeur.

Appliquer sur l'anus une éponge imbibée d'une *dé-*

coction d'écorces de chêne, ou un tampon d'ouate maintenu par un bandage en T.

Lotions froides. — Lavements froids.

COLIQUES HÉPATIQUES

TRAITEMENT. — On fera prendre d'abord de grands *bains tièdes* prolongés ; on fera des applications calmantes locales, *applications chaudes loco dolenti ;* on donnera des *boissons chaudes ;* on administrera un lavement avec :

Sel marin.........................	30	grammes.
Eau............................	500	—

Si la crise se prolonge, si la douleur ne se calme pas, HUCHARD conseille de donner des *bains très chauds* d'une demi-heure.

S'il existe un *état nauséeux*, on provoquera les vomissements par des *boissons tièdes* ou la *titillation de la luette.*

La *détresse cardiaque* sera combattue par des *ventouses sèches*, ou le *marteau de Mayor* (Voy. *Révulsion*).

Les deux agents thérapeutiques les plus employés contre la colique hépatique sont l'*huile d'olives* et la *glycérine.*

Huile d'olives. — En tête des agents cholagogues qui peuvent faciliter la migration des calculs, se place l'*huile d'olives pure* à la dose de 200 à 400 grammes par jour, administrée en deux fois, à une demiheure d'intervalle.

Ce médicament, dont la prescription paraît d'abord si répugnante aux malades, est d'ordinaire beaucoup mieux toléré par eux qu'ils ne l'auraient supposé ; il ne provoque pas de vomissements, entretient la liberté du ventre et dispense des purgatifs. L'effet le plus remarquable de l'huile est le prompt soulagement qu'elle procure, soulagement encore plus radical et presque aussi prompt que celui qui suit l'administration de la morphine (WILLEMIN).

L'huile est avalée plus facilement qu'on ne le croirait, surtout dans l'obscurité (LE GENDRE).

Il y a deux façons d'administrer l'huile d'olive.

1° *Quand une crise paraît imminente.* — On administrera plusieurs soirs de suite, aussi loin que possible des repas, afin de ne pas troubler la digestion, une dose de 50 grammes d'huile;

2° *Quand la crise est déclarée.* — L'huile d'olives arrête instantanément les douleurs aiguës de la colique hépatique, et diminue considérablement la période pendant laquelle les malades présentent des douleurs sourdes, de l'abattement et du malaise.

On fait prendre en une seule fois 200 grammes d'huile d'olives pure; après quoi le malade se rince la bouche avec de l'eau additionnée d'eau-de-vie (chartreuse ou cognac) ou bien avec du jus d'orange.

Le malade, après l'avoir prise, restera couché trois heures sur le côté droit.

Lorsque la colique hépatique se prolonge à l'état subaigu, on donne tous les matins un verre à Bordeaux d'huile d'olives, additionnée de cognac.

Lavements huileux. — Lorsque les malades éprouvent pour l'huile un dégoût insurmontable, lorsque ce mode de traitement prolongé amène des troubles gastriques, on aura recours aux *lavements huileux.*

BLUM (de Francfort) a trouvé que les lavements fréquemment répétés sont presque aussi actifs contre la colique hépatique que l'ingestion d'huile d'olives à haute dose. Ces lavements sont très faciles à employer et toujours bien supportés par les malades. Ils peuvent être continués indéfiniment, jusqu'à ce qu'on obtienne un résultat satisfaisant et durable.

Le malade étant placé dans le décubitus dorsal, le

bassin élevé par l'interposition d'un coussin, on lui injecte lentement dans le rectum au moyen d'une seringue ordinaire ou d'un bock tenu à la hauteur de cinquante centimètres à un mètre au-dessus du lit, 400 à 500 grammes d'huile d'olives de bonne qualité, chauffée à 30°.

Glycérine. — Lorsqu'on emploie la *glycérine*, on en fait prendre 30 ou 20 grammes par jour pendant trois ou quatre jours ; c'est un puissant cholagoque et un agent précieux contre les coliques hépatiques ; il a en outre la propriété de ramollir et de dissocier les calculs dans une certaine mesure (A. FERRAND).

On donne la glycérine à doses massives dans une potion aromatisée :

Infusion de fleurs d'oranger.	100	grammes.
Glycérine pure.............	20 à 30	—

Cette potion peut être prise en trois fois, et, en cas d'intolérance, par cuillerées d'heure en heure environ. — Il est rarement utile de la continuer plusieurs jours de suite, car elle amène très rapidement la fin de la crise.

En dehors des crises, pour combattre la lithiase, on peut prescrire chaque matin de une à trois cuillerées à café de glycérine dans un demi-verre d'eau acaline (eau de Vichy). L'usage peut en être continué longtemps (A. FERRAND).

RÉGIME. — Pendant la crise, on nourrit le malade avec du lait et du bouillon dégraissé.

COLIQUES INTESTINALES CHEZ LES ENFANTS

TRAITEMENT EXTERNE. — L'enfant sera maintenu au lit. On essayera d'abord l'emploi du moyen externe qui fait disparaître le plus souvent les coliques intestinales, l'application de la *chaleur* : flanelles fortement chauffées, *cataplasmes* très chauds, fomentation avec de l'*huile chaude*.

Des frictions et du massage pourront même être pratiqués toutes les trois heures avec la main enduite de vaseline ou d'huile.

Quand on a échoué par la chaleur, ou quand les coliques se montrent à titre épisodique au cours d'une maladie intestinale inflammatoire, on essaie l'application du *froid* : sac de glace ou compresses imbibées d'eau glacée, essorées, puis recouvertes de flanelle et d'un taffetas gommé.

Le soir, on donnera un bain tempéré à 36-37°, prolongé pendant 20 à 30 minutes, si l'enfant a été très agité par ses coliques.

Traitement interne. — En même temps, on fera prendre à l'intérieur une infusion chaude de *camomille* ou de *menthe*.

Si l'enfant est constipé, on donnera un lavement évacuant avec l'infusion de camomille tiède.

S'il y a lieu de penser à l'existence d'un contenu intestinal irritant, on prescrira l'administration d'une grande *irrigation intestinale chaude* ou d'un petit *lavement froid* (Le Gendre).

Régime. — Diète liquide : bouillons, lait ou *lait de poule* (jaune d'œuf délayé dans de l'eau sucrée tiède avec un peu d'eau de fleurs d'oranger ou de kirsch), crèmes ou velouté.

COLIQUES NÉPHRÉTIQUES

Traitement externe. — L'indication principale est de calmer la douleur. Elle est remplie par des *applications calmantes* locales et par les *bains chauds* prolongés.

Grasset conseille de mettre le malade dans un *grand bain tiède* avec un kilogr. d'*amidon*, durant trois quarts d'heure à une heure et demie, renouvelé au besoin dans la journée.

Pour faciliter la migration du calcul, on fera des *frictions* et du *massage* sur la région lombaire, on conseillera les *promenades à petits pas* à travers la chambre. Ces moyens servent surtout à faire prendre patience au malade.

Au cours des crises violentes, le malade est souvent pâle, glacé ; il sera nécessaire de le réchauffer par des *frictions générales*, des *boules chaudes*, etc.

TRAITEMENT INTERNE. — On facilitera la diurèse par l'ingestion de *tisanes diurétiques* (fenouil, persil, asperges, etc.) ou simplement d'*eau pure*.

SCHAPMANN conseille particulièrement l'administration de *café*.

On préconise aussi l'infusion théiforme de *graines de carotte*.

D'après T. ROVSING (de Copenhague), il est préférable de prescrire simplement l'*eau pure;* on ordonne au malade de boire chaque jour un litre et demi à deux litres d'eau bouillie.

S'il y a des *vomissements*, on les calme par de la *glace*. On donnera par cuillerées, toutes les heures, du lait glacé ; dans l'intervalle, de la tisane de champagne frappée, du café glacé, ou encore de la crème glacée.

Voy. *Lithiase rénale*.

COLIQUE SATURNINE

TRAITEMENT EXTERNE. — Pour calmer la douleur, on donnera un *bain tiède*, prolongé, une demi-heure à trois quarts d'heure, avec 500 grammes d'amidon.

On soulagera souvent beaucoup le malade en recouvrant le ventre d'une épaisse couche de *ouate* très fortement serrée avec une *ceinture de flanelle*.

Traitement interne. — On donnera un lavement purgatif avec :

Sel marin	30 gr.
Eau	500 —

R. Tripier recommande les *grands lavements d'eau chaude* à 45° ou 48°.

Les lavements de *vin* ont été vantés dans la colique des peintres, ainsi que le vin à l'intérieur.

Le *lavement anodin des peintres* a la composition suivante :

Huile de noix	200 gr.
Vin rouge	400 —

Huile d'olives. — On traite avec succès la colique saturnine par l'*huile d'olives* à la dose d'un verre par jour. Dès les premiers verres d'huile, les douleurs diminuent considérablement. La guérison survient au bout de trois à cinq jours et coïncide avec l'apparition de selles copieuses (Weil).

COLITE MUCO-MEMBRANEUSE

Contre la colite sans entérite, fréquente chez les hystériques et les névropathes, Noorden conseille le traitement suivant :

Contre l'accès, repos au lit, injection dans le rectum poussée aussi loin que possible de 300 gr. à 400 gr. d'*huile* qui provoque une selle avec évacuation des mucosités.

En dehors des accès, habituer le canal intestinal à fonctionner normalement à l'aide d'un régime approprié *pain de son*, 250 gr. par jour au maximum, légumes, fruits, etc. L'*huile* et la *graisse* ont également une action favorable, à laquelle s'ajoute encore leur valeur nutritive.

Comme traitement adjuvant, *lavements d'huile* (70 à 80 gr.), *laxatifs*, *bains de pieds* et *cataplasmes chauds* (pendant une heure après le repas).

COLLAPSUS. — COMA

Appliquer des *révulsifs*, le *marteau de Mayor* (Voy. *Révulsion*, *Sinapisme*). Pratiquer des *frictions* énergiques.

Donner un *lavement de café alcoolisé.*

Administrer des *boissons chaudes* et *alcooliques*, café, cognac, bouillon chaud.

CONGESTION CÉRÉBRALE

Tenir le malade couché, la tête très élevée, dans une chambre aérée, fraîche.

Administrer le *lavement* suivant :

Sel de cuisine	ãã 30 gr.
Miel	
Eau	400 —

Sinapiser les membres inférieurs.

Repos absolu. *Diète* complète. *Boissons glacées.* Café.

CONGESTION PULMONAIRE

Faire de la révulsion à l'aide de *ventouses sèches* renouvelées matin et soir, de *cataplasmes sinapisés.*

Le révulsif le plus efficace est la *compresse de Priessnitz :*

On applique sur toute la surface du thorax des linges ou des compresses de tarlatane repliées en plusieurs doubles, imbibées d'eau froide, puis exprimées. Ces compresses sont recouvertes d'une enveloppe de gutta-percha laminée ou de taffetas gommé et le pansement est maintenu par un bandage de corps.

CONJONCTIVITE BLENNORRHAGIQUE

On commencera par débarrasser soigneusement la conjonctive de tout le pus qui la recouvre par un lavage prolongé à l'*eau bouillie*, puis on procédera à des *douches oculaires* fréquemment répétées, toutes les deux heures, par exemple. On se servira d'un linge imbibé d'une solution antiseptique (borax, acide borique, phénol) ou d'eau bouillie additionnée d'*alcool*, dont on exprimera doucement le contenu à la surface de la conjonctive.

Dans l'intervalle, les paupières seront recouvertes de compresses imbibées des mêmes solutions, par-dessus lesquelles on posera un petit sachet de *glace*.

Lorsqu'un seul œil est atteint, il faut s'efforcer de protéger le second par un pansement occlusif.

Un *verre de montre*, maintenu en place au-devant de l'œil sain par des bandelettes de diachylon, remplit très bien le but.

Voy. *Lithrate rewole.*

CONJONCTIVITE CATARRHALE

Laver plusieurs fois par jour les yeux avec de l'*eau bouillie*, très chaude.

Instiller six fois par jour entre les paupières une goutte du collyre suivant :

Eau bouillie..........................	10 grammes.
Sel marin..............................	0,05 centig.

(Desmarres.)

CONJONCTIVITE PRINTANIÈRE

(Catarrhe printanier de la conjonctive)

Le Dr MAGNANI (de Turin) préconise l'application de *compresses froides* sur les yeux des malades, de préférence aux lavages antiseptiques.

D'abord on applique sur les yeux et pendant le plus de temps possible des compresses glacées; si l'infiltration reparaît, on a recours aux *applications chaudes*.

CONSTIPATION

Régime végétarien. *Pain de son. Pain de seigle.*

Café au lait. — Le *lait* mélangé à du *café* favorise les garde-robes et, chez quelques personnes, ce mélange produit chaque matin un effet purgatif réel (DUJARDIN-BEAUMETZ).

Eau chaude. — Un excellent moyen d'obtenir une selle chez un constipé habituel consiste à faire prendre *lentement* un lavement entre 45° et 50°. L'eau à cette température est très bien tolérée. Quand le besoin de défécation se fait sentir, ou, s'il tarde, sous l'effort de la volonté, le bol fécal est expulsé, souvent d'un seul jet. L'eau chaude agit en ramollissant rapidement les matières fécales, en stimulant la contractilité des fibres lisses de l'intestin et en excitant la secrétion rectale.

Le seul inconvénient de ces lavements est de modifier la circulation générale d'une façon importante, ce qui exige une grande prudence dans leur emploi chez les vieillards, chez les sujets atteints de lésions artérielles ou d'éréthisme cardiaque. Les lavements chauds sont particulièrement recommandables chez les constipés *prostatiques* ou *hémorroïdaires* (MANQUAT).

Eau froide. — Un grand verre d'eau froide pris le matin à jeun amène souvent une selle (TROUSSEAU).

Eau de mer. — LEBERT conseille l'eau de mer comme laxatif. Dans nos ports de mer, il est fréquent de voir les marins, pour se purger, prendre plus ou moins d'eau de mer et obtenir ainsi des effets purgatifs des plus manifestes (DUJARDIN-BEAUMETZ).

Glycérine. — On l'emploie en lavement à la dose de 10 à 30 grammes pour 150 grammes d'eau.

Chez les nourrissons, on donne le lavement suivant :

Décoction d'orge	50 gr.
Glycérine	5 —

Huile d'amandes douces. — Elle est purgative aux doses de 30 à 60 grammes.

On l'emploie fréquemment chez les enfants.

En lavement, on prescrit :

Huile d'amandes douces	25 à 30 gr.
Décoction de graines de lin	250 à 450 —
Jaune d'œuf	N° 1.

Huile d'olives. — Les *lavements d'huile d'olives* (400 à 500 centimètres cubes d'huile) ont été préconisés par KUSSMAUL, REYHER, FLEINER, dans le traitement de la constipation. Il faut en général 10 à 20 minutes pour injecter 4 à 500 centimètres cubes. Le patient doit être couché le bassin un peu élevé. Il se passe ordinairement une ou plusieurs heures entre le lavement et la première garde-robe.

Bientôt les lavements quotidiens deviennent inutiles, on peut les espacer en réduisant la quantité d'huile à 250 ou 200 grammes.

Massage. — PIORRY recommande les pressions, les frictions avec de la flanelle imbibée d'huile sur le gros intestin dans la direction que suivent les matières fécales, c'est-à-dire successivement sur le colon ascendant, transverse et descendant.

La percussion permet de constater le déplacement des matières, qu'un lavement évacuera facilement.

Ou bien on pratiquera le massage abdominal comprenant : (1er temps), le pétrissage entre le pouce et l'index de la région cœcale de bas en haut ; (2e temps), des pressions de la main à plat sur le trajet du colon ; (3e temps), enfin des pressions circulaires suivant la direction du gros intestin. Séances de 5 à 15 minutes, d'abord quotidiennes, puis espacées.

Faire vider la vessie. Éviter la pression de la vésicule biliaire. Les premières évacuations spontanées paraissent après la sixième ou huitième séance (Berne).

La constipation chronique, qu'on rencontre fréquemment chez les tout jeunes enfants, notamment chez les nourrissons, oppose, de même que la constipation habituelle des adultes, une grande résistance à tous les traitements médicamenteux et constitue par cela même un trouble d'autant plus sérieux qu'il est susceptible d'altérer profondément la santé et l'état de nutrition du petit patient.

L'expérience a montré à C. Cattaneo que le massage de l'abdomen doit être considéré comme le moyen le plus efficace et le plus pratique contre cette constipation infantile. Ce procédé, très en vogue dans le traitement de la constipation de l'adulte, n'est que peu usité dans la pratique pédiatrique, bien qu'il ait été déjà recommandé par un certain nombre de cliniciens.

Chez les nourrissons et les enfants en bas âge, Cattaneo pratique le massage abdominal d'après le procédé de Heubner, de Berlin, qui consiste dans les manœuvres suivantes :

Après s'être enduit les mains de vaseline, on commence par soulever la peau du ventre sous forme de larges plis qu'on pince tout doucement entre les doigts.

Ceci fait, on soumet au pétrissage d'abord les muscles droits, puis les muscles transverses de l'abdomen ; ensuite on exécute avec la paume de la main des effleurages circulaires sur l'intestin grêle, dans l'espace compris entre l'ombilic et le pubis, et on termine par un pétrissage profond du côlon, en suivant cet intestin sur tout son trajet.

Avant la première séance, on fait évacuer l'intestin au moyen d'un purgatif ou d'un lavement afin d'éviter les lésions intestinales que pourraient produire, au cours du massage, des masses fécales trop dures. Les premières séances ne sont que de deux à quatre minutes ; plus tard on peut masser pendant six à huit minutes. Lorsque l'abdomen est très dur et distendu, il est bon, avant de commencer le massage proprement dit, de pratiquer un peu d'effleurage circulaire, ce qui a pour effet d'assouplir les parois abdominales.

La première défécation spontanée ne s'obtient qu'après deux ou trois séances. La constipation disparaît définitivement au bout de quatre à six semaines de traitement suivi, mais si l'on cesse auparavant, la rétention des fèces ne tarde pas à se reproduire.

Le massage du ventre chez les petits enfants n'est contre-indiqué que s'il existe un état inflammatoire d'un viscère abdominal ou, ce qui est beaucoup plus rare, lorsque les parois de l'abdomen présentent une sensibilité exagérée.

Miel. — Le miel est rafraîchissant et laxatif. Il doit être donné à assez fortes doses :

60 à 90 grammes chez les enfants ;

100 à 150 grammes chez l'adulte.

Le *miel commun*, la *cassonade* et la *mélasse* ne se donnent qu'en lavements, à la dose de 30 à 120 grammes, dissous dans de l'eau ou dans du lait. Ces lavements sollicitent assez énergiquement la contraction du gros intestin, et sont employés avec avantage pour vaincre les constipations opiniâtres (TROUSSEAU).

Dans ce cas, on unit quelquefois le miel au sel marin.

Petit lait. — Le *petit lait* est un laxatif vanté dans la cure de la constipation.

On prend le matin, à jeun, 120 grammes de petit lait fraîchement préparé ; après une promenade d'un quart d'heure, nouvelle ingestion de 120 grammes. On augmente ces doses jusqu'à prendre dans la journée quatre ou cinq verrées de 120 grammes chacune.

Pruneaux. — La pulpe du *pruneau noir*, ramollie par décoction dans de l'eau sucrée, est un laxatif léger à la dose de 100 à 150 grammes pour 500 grammes d'eau.

Raisins. — Cure de raisins. Voy. *Goutte.*

Savon. — On l'emploie en lavement en solution dans l'eau.

Les *suppositoires* ou cônes de savon ont une action énergique et sûre.

Sel marin. — Le *chlorure de sodium* s'emploie comme purgatif à la dose de 20 à 40 grammes dans de l'eau gazeuse, ou 30 grammes pour 500 en lavement.

En lavement, le *sel gris* à la dose d'une ou deux cuillerées à bouche avec une quantité égale de *gros miel*, dans 250 ou 500 grammes d'eau, est un excellent purgatif pour tous les âges, et qu'on peut renouveler tous les jours et même deux fois par jour, sans craindre de fatiguer le tube digestif.

Tabac. — Le tabac à fumer après le repas favorise les garde-robes.

Volonté. — La volonté, et une volonté patiente et régulièrement appliquée, triomphe le plus souvent de la constipation lorsqu'elle n'est pas inhérente à la nature de l'individu.

Il faut que, chaque jour, exactement à la même heure, on se présente à la garde-robe. Il faut, pendant un temps assez long, faire des efforts puissants; et, si ces efforts ont été infructueux, il faut attendre au lendemain : il faut attendre, quand bien même le besoin se serait fait sentir auparavant. Si, le deuxième jour, après de nouvelles tentatives, il n'y a pas d'évacuation, on prendra un lavement, non pas avec de l'eau tiède, mais avec de l'eau d'abord dégourdie, et plus tard avec de l'eau froide. Le jour qui suivra, les mêmes tentatives seront renouvelées, et remises au lendemain si elles ont encore été infructueuses, et cette seconde fois encore un lavement frais sera pris, si l'on n'a pas obtenu d'évacuation. La répétition de l'acte, invariablement à la même heure, finit par ramener le sentiment du besoin au moment où l'on veut aller à la selle, et il est rare que, après huit ou dix jours de ces patientes et méthodiques manœuvres, on n'obtienne pas une exonération quotidienne. Le matin est le moment le plus favorable pour se présenter à la garde-robe (TROUSSEAU).

CONTUSION

Repos.

Application de compresses imbibées d'*eau froide*, ou d'*alcool camphré*.

Position élevée si la région le permet.

Compression méthodique avec une bande de flanelle modérément serrée.

Massage léger.

On peut recommander encore l'application de compresses de *vin* sur les contusions.

L'*huile* comme liniment peut dissiper très promptement de larges ecchymoses.

L'huile, battue et chauffée avec le vin, constitue le *baume samaritain* qui est un remède utile contre les contusions et les entorses.

On fait bouillir le vin avec une égale quantité d'huile d'olives jusqu'à réduction de moitié.

CONTUSION DU POUMON

Dans le cas de contusion légère, maintenir le malade au lit dans un état de repos absolu; *immobiliser* le thorax à l'aide d'un bandage de corps; appliquer sur le point douloureux des *ventouses scarifiées* (Voy. *Ventouses*).

Dans les cas graves, pour parer aux accidents immédiats, tels que le collapsus et l'hémorragie, on réchauffe le malade au moyen de *frictions*, on provoque une révulsion énergique à l'aide de *sinapismes*, de *ventouses sèches*.

A l'intérieur, de la *glace*, des *boissons acides*. Placer le thorax dans une situation intermédiaire entre la position horizontale et la position assise.

Immobilité et silence absolus (Picqué).

CONVULSIONS DE L'ENFANCE

Traitement de la crise convulsive. — Débarrasser l'enfant de ses vêtements, des liens ou cordons capables de comprimer le cou et les membres; l'étendre sur un matelas assez large pour empêcher les chocs violents et les traumatismes, dans la position horizontale avec la tête légèrement élevée et soulevée par un oreiller; le soustraire à une température trop élevée et ouvrir les fenêtres si la température extérieure le permet; point de bruit autour de lui, mais du calme; éloigner une lumière trop intense.

Voici plusieurs moyens indiqués par différents auteurs :

On peut faire cesser les convulsions, soit en mettant dans la bouche du malade une pincée de *sel*, soit en lui faisant respirer du *vinaigre*, ou de l'eau distillée de *fleurs d'oranger*, soit en lui jetant au visage quelques gouttes d'*eau froide* (Trousseau).

Un *vomitif*, un lavement *purgatif*, administré propos, font cesser les convulsions occasionnées par un embarras des voies digestives (Trousseau).

Jules Simon conseille de donner un *lavement* immédiat d'*eau bouillie et de sel;* Descroizilles, de provoquer le vomissement en *titillant la luette*.

Après avoir constaté qu'il n'existe rien qui puisse irriter les téguments (épingle, parasite), on fera des *lotions fraîches;* ou même on plongera l'enfant dans un *bain tiède* ordinaire. On se trouve souvent bien d'*affusions froides* sur la tête.

Quand la cause des convulsions nous échappe, il faut recourir à la *compression des carotides*.

Elle est indiquée dans les cas où les convulsions s'accompagnent de congestion ou de cyanose de l'extrémité supérieure du corps et de la face; contre-indiquée chez les enfants anémiques avec pâleur de la face, parce qu'alors elles pourraient déterminer une syncope.

La compression des carotides demande à être soigneusement faite et suivant une certaine méthode. Lorsque la convulsion épileptiforme est prédominante d'un côté, la compression devra être exercée plus spécialement du côté opposé. Si donc la convulsion est prédominante à droite, c'est la carotide gauche que l'on devra comprimer; si la convulsion est prédominante à gauche, il faudra comprimer la carotide droite; si la convulsion est équilatérale, la compression sera exercée sur les deux carotides alternativement, — bien entendu sur les carotides primitives. — Il est beaucoup plus facile qu'on ne saurait se l'imaginer de comprimer ainsi ces vaisseaux du cou. Vous vous placez de façon que la main droite puisse agir sur la carotide gauche, et la main gauche sur la carotide droite; vous écartez les faisceaux du muscle sterno-cléido-mastoïdien, en même temps qu'avec le dos de la phalange unguéale vous écartez la trachée, et vous sentez les battements du vaisseau, qui est extrêmement mobile. Le saisissant alors en dedans avec la pulpe des doigts, vous le ramenez un peu en arrière, et vous l'aplatissez contre la colonne vertébrale : tout de suite vous vous apercevez qu'il est comprimé :

D'une part à l'absence des pulsations de l'artère temporale correspondante ;

D'autre part à la pâleur qui succède quelquefois subitement à la coloration précédemment rouge de l'enfant ;

D'autre part encore à ce que, dans quelques heureuses circonstances, la compression n'est pas plus tôt établie que la convulsion cesse tout à coup pour faire place à la résolution la plus complète.

Vous maintenez cette compression durant quinze à vingt minutes sur une des artères, puis vous comprimez l'autre (TROUSSEAU).

On pourra recourir encore aux applications de *linges humides et chauds* trempés dans l'eau à 40° ou 50° ; à l'enveloppement dans le *drap mouillé* à 30° ou 32°, la tête de l'enfant étant enveloppée d'une serviette trempée dans l'eau très fraîche ou glacée; ou au *bain tiède* prolongé (RILLIET et BARTHEZ).

Les révulsifs sont inutiles et même nuisibles le plus souvent. Les sinapismes, dont on abuse, peuvent exciter le système nerveux périphérique.

Pour éviter les *morsures de la langue*, il faut interposer entre les mâchoires un corps résistant (*bouchon de liège* enveloppé de linge).

Pour combattre le *ballonnement du ventre*, fréquent dans les convulsions de cause digestive, on peut donner un lavement purgatif au *chlorure de sodium*.

Pour combattre les *spasmes de la glotte*, accident le plus grave des convulsions, il faut employer l'application de linges très chauds sur le cou (Voy. *Laryngite stridulense*).

Prophylaxie. — Surveiller l'état nerveux; éviter toutes les causes d'excitation physique ou psychique, le surmenage précoce de l'intelligence, les jeux prolongés, ordonner une vie calme (Voy. *Excitation cérébrale*).

Chez les enfants délicats recourir aux toniques.

Prescrire l'*eau froide* ou *tiède* sous forme de douches ou d'ablutions, des *bains* de jambes chauds et quotidiens.

Surveiller les moindres troubles des voies digestives et prescrire une alimentation d'où doivent être exclus les gibiers, viandes, épices, crustacés, aliments indigestes, vin, bière, boissons alcooliques. La meilleure boisson est l'eau pure ou le lait coupé d'eau. Combattre la constipation.

COQUELUCHE

Hygiène. — L'hygiène joue le rôle principal dans le traitement de la coqueluche.

L'enfant occupera une chambre vaste, aérée, ensoleillée, chauffée à 18°.

Repos. — Silence.

Les *promenades au grand air* seront utiles pour entretenir l'appétit, si le temps est beau et si l'enfant est robuste.

Alimentation légère par de petits repas : bouillie, œufs à la coque, café, champagne.

Au moment des *quintes*, faire asseoir l'enfant, lui soutenir le front, débarrasser la bouche des mucosités, déserrer les vêtements qui pourraient gêner le cou.

Traitement. — Le nombre et la violence des quintes sont diminués en entretenant dans la chambre une *atmosphère humide*. On fera évaporer par ébullition de l'eau contenant quelques feuilles d'eucalyptus, ou du phénol.

De tous les médicaments internes, le *café noir* et l'*alcool* sont peut-être les plus efficaces (Plicque).

L'infusion de café cru ou torréfié réussit souvent contre la coqueluche.

L'alcool est également utile : l'administration d'une cuillerée d'*eau-de-vie*, soit pure, soit étendue de son volume d'eau sucrée, à la fin du repas du soir, permet aux enfants de le garder, et leur procure une nuit calme (Bouchardat).

La décoction de *coquilles d'amandes douces* est employé dans le traitement de la coqueluche; de même, l'infusion de *menthe poivrée.*

On peut conseiller encore les *cigarettes de camphre.*

Les fleurs de *narcisse des prés* possèdent une vertu anti-spasmodique souvent éprouvée, soit par la seule inhalation de leur odeur, soit administrées à l'intérieur. Ce remède est utile dans les convulsions des sujets nerveux et dans la coqueluche des enfants soit en infusion (1 à 2 grammes pour 125 grammes d'eau), soit en laissant les fleurs dans la chambre de l'enfant.

En cas de syncope (*spasme de la glotte*), au cours d'une quinte, on pratiquera des *flagellations* avec un linge mouillé, la *respiration artificielle*, les *tractions rythmées* de la langue, des *frictions* énergiques. Au besoin, on appliquera le *marteau de Mayor* (Voy. *Sinapismes*).

A. de Miranda conseille la *compression des nerfs vague* et *laryngé supérieur*, contre les quintes et les vomissements de la coqueluche. La compression du nerf vague au niveau du cou exerce sur ces vomissements une puissante action inhibitoire, et la compression du laryngé supérieur calme rapidement les quintes de la coqueluche.

Voici les règles adoptées par de Miranda :

Lorsque la coqueluche n'en est encore qu'à la période des prodromes ou à la phase de transition entre ce stade et la période d'état, c'est-à-dire quand les bronches contiennent encore beaucoup de mucosités, et que, par conséquent, la toux doit être respectée, on doit s'abstenir, se réservant d'intervenir dès que la toux se trouve exagérée par rapport à l'expectoration et que les vomissements commencent à entraver sérieusement la nutrition du malade.

Lorsqu'il n'y a plus d'expectoration et que l'affection se trouve franchement à la période d'état ou même de déclin, on intervient aussitôt et on arrive ainsi à combattre avantageusement les quintes de toux, la suffocation et les vomissements. Il est facile d'apprendre à l'entourage du malade à faire la compression du pneumogastrique et du laryngé, ce qui rend ce procédé réellement pratique.

CORPS ÉTRANGERS DES PETITS ORIFICES

Fouet pour le repêchage des corps étrangers dans les petits canaux ou orifices :

Toutes les trousses médicales sont munies d'un *stylet-aiguille.* Il est facile de le transformer en hameçon d'accrochage pour la pêche de certains corps étrangers introduits dans l'*urètre*, le *nez* et quelquefois l'*oreille.* A cette intention, on fait percer d'un petit trou l'extrémité mousse du stylet et au moment de s'en servir, on le charge d'un fil double. Pour l'introduction, on maintient le fil contre le stylet lui-même, on porte le petit appareil jusque derrière le corps étranger. On tend alors fortement le fil, le stylet se recourbe et le corps du délit se glisse dans l'anse du fouet (Beugnies, de Givet).

CORPS ÉTRANGERS DU CONDUIT AUDITIF

Lorsque le corps étranger est aperçu nettement, un crochet très mince, pouvant s'implanter dans le corps étranger, est le moyen qui convient le mieux en pareil cas.

Une manière simple de se procurer ce crochet, c'est de prendre une *épingle*, de la recourber près de sa pointe, et d'en former une sorte de hameçon, qui, monté sur une pince, pourra facilement s'implanter dans le corps étranger et l'amener au dehors (Desprès).

Lorsque le corps étranger est situé profondément, on aura recours à une *injection d'eau tiède* faite à l'aide d'une seringue. Le liquide s'insinue entre le conduit et le corps étranger; l'eau, agissant à la manière d'un crochet recourbé qu'on passerait en arrière du corps étranger, le repousse en avant.

On pourra encore recourir au moyen suivant :

Verser quelques gouttes *d'huile* dans le conduit, puis faire incliner la tête de côté et dire au sujet de se frapper à petits coups sur le côté de la tête, comme on le fait pour vider son oreille au sortir du bain. Le corps étranger se place alors dans le sens du conduit et s'approche peu à peu de l'orifice (Gellé).

Lorsqu'il s'agit de corps étrangers vivants, tels que mouche, perce-oreille, on insufflera dans le conduit de la *fumée de tabac,* on fera une *injection d'huile* dans l'oreille, et au besoin on recourra aux moyens précédents (Tillaux).

CORPS ÉTRANGERS DE L'ESTOMAC

Si les corps étrangers peuvent être rejetés facilement, provoquer le vomissement (*titillation de la luette, sel marin* 8 à 15 grammes).

Si les corps étrangers ne sont pas toxiques, les laisser passer dans l'intestin; faciliter ce passage en faisant prendre des *matières féculentes* (Peyrot).

CORPS ÉTRANGERS DU LARYNX ET DE LA TRACHÉE

Favoriser l'expulsion du corps étranger, en provoquant la toux à l'aide de secousses ou de chocs imprimés à la région dorsale (petites *tapes dans le dos*) et en plaçant promptement la tête du malade dans une position déclive (DESCROIZILLES).

CORPS ÉTRANGERS DE L'ŒSOPHAGE

Le panier de Graefe, qui est employé pour le repêchage des corps étrangers æsophagiens est un instrument que tout le monde ne possède pas et dont l'utilité est beaucoup plus théorique que pratique.

Il y a quelque chose de mieux : c'est un simple *écheveau de fil* très embrouillé, dont on garde un des bouts dans la main et dont on fait déglutir l'autre au patient après mouillage préalable. C'est merveille de voir comme ce petit truc ramène de tous les points de l'œsophage, épingles, aiguilles, arêtes, etc. (BEUGNIES, de Givet).

CORYZA AIGU

TRAITEMENT ABORTIF. — Le seul traitement consiste à pratiquer des *irrigations* des fosses nasales avec de l'*eau salée* (une cuillerée à café de sel blanc pour un demi-litre d'eau bouillie) à 50° environ.

On emploie le bock à injections vaginales ou tout appareil faisant siphon. Un demi-litre de liquide suffit, à une pression de 8 ou 10 centimètres. On doit se servir d'une canule à robinet, pour pouvoir régler l'écoulement de l'eau chaude qui ne doit pas être trop abondant. A défaut de robinet, on règle l'écoulement par la pression des doigts sur le tube en caoutchouc.

Le malade debout ou assis, la tête penchée en avant au-dessus d'une cuvette, on introduit la canule de l'irrigateur dans la narine en la dirigeant de telle façon que le courant soit lancé du côté de l'arrière-cavité pharyngienne. Pour oblitérer plus facilement la narine dans laquelle on place la canule de l'irrigateur, on peut garnir celle-ci de linge, ce qui permet d'appuyer plus facilement sur l'aile de la narine sans provoquer la moindre douleur. Lorsque la canule est placée, on ouvre à moitié le robinet de l'irrigateur et le liquide lancé dans la cavité nasale pénètre dans l'arrière-cavité, pour revenir par la narine du côté opposé.

Les symptômes du coryza s'améliorent aussitôt. Dans le plus grand nombre des cas, la maladie est enrayée dès le lendemain, après trois lavages.

Traitement palliatif. — *Ce qu'il ne faut pas faire :*

Pendant la période aiguë, pas de lavages au siphon ou au bock, car ils sont pénibles et dangereux ; gonflant la muqueuse par inhibition, ils augmentent l'obstruction nasale, peuvent entraîner dans l'oreille moyenne des mucosités infectées et provoquer une otite.

Après la phase aiguë, ils peuvent être employés contre l'écoulement muco-purulent, s'il persiste. On les fait alors avec des solutions d'eau boriquée à 4 pour 100, de biborate de soude, de salicylate de soude à 1 pour 200.

Traitement général. — *Bains de pieds* sinapisés chauds, *sinapismes* sur les bras et les jambes ; *tisanes* chaudes et abondantes ; séjour dans une *atmosphère chaude et humide ;* purgatifs (Gallois).

La *vapeur* de l'eau bouillante ou d'une infusion émolliente (sureau, tilleul) est très utile à respirer dans le coryza.

On conseille également de respirer du *camphre.*

Dans le rhume de cerveau intense, l'*oblitération des narines* avec de l'ouate est utile (PIORRY).

CORYZA CHRONIQUE

On fera des *lavages d'eau tiède salée* (15 gr. de sel de cuisine par litre d'eau bouillie).

CYSTITE AIGUE

On fera garder le *repos* complet au lit.

On prescrira le *lait* à hautes doses (deux litres par jour) et les *boissons émollientes* (tisanes de graines de lin, de chiendent, de bourgeons de sapin).

On ordonnera de *grands lavements tièdes*, de *grands bains prolongés*. On appliquera des *cataplasmes* sur le bas ventre.

DELIRIUM TREMENS

Le point essentiel du traitement est de supprimer l'alcool. Il ne faut pas employer les narcotiques qui en empêchent l'élimination (CROTHERS). — Il faut enfermer le malade dans une chambre vaste et aérée, le laisser libre et le surveiller.

Les bains chauds sont un moyen excellent de calmer: l'insomnie et l'agitation cèdent au quatrième ou cinquième jour.

Il faut faciliter l'élimination de l'alcool par des boissons aqueuses abondantes, du lait.

Il ne faut pas donner de nourriture tant qu'on n'a pas assuré cette élimination, alors on donnera des aliments légers, à intervalle de 4 ou 5 heures. — Voy. *Ivresse*.

DÉSINFECTION

Lorsqu'un malade est atteint d'une affection contagieuse, tout ce qu'il touche doit être désinfecté :

Les objets de table et de toilette, par l'eau bouillante;

Le linge, par l'*eau bouillante*, le *lessivage;* le *sulfate de cuivre.*

Les déjections, par le *sulfate de cuivre* à 5 pour 100, ou le *lait de chaux;*

La chambre, quelle que soit l'issue de la maladie, par la combustion de *fleur de soufre* (20 à 40 grammes par mètre cubes).

Le laurenol n° 2, qui est à base de sulfate de cuivre, est un antiseptique puissant, c'est un désodorisant de premier ordre. On l'emploiera donc utilement pour stériliser les crachats et les crachoirs des tuberculeux, pour stériliser les déjections contagieuses (choléra, fièvre typhoïde, pneumonie, etc.), pour désinfecter les locaux contaminés (rougeole, scarlatine, variole, fièvre typhoïde, choléra, etc.), et pour désodoriser les latrines, les fumiers, les égouts, les fabriques (tanneries, pelleteries, stéarineries), etc. Il suffit pour obtenir ces résultats d'employer en aspersion une solution à 3 p. 100.

DIARRHÉE

Applications locales. — Les *applications locales chaudes* sont très utiles : on aura recours aux cataplasmes, à des serviettes chaudes — ou bien on couvrira l'abdomen d'une couche de ouate entourée de flanelle.

Café de glands doux. — L'infusion de glands torréfiés du chêne vert est astringente.

Cannelle. — L'écorce de cannelle est d'un usage domestique courant. On la donne en infusion à la dose de 8 à 10 grammes pour un litre d'eau — ou sous forme de vin chaud.

Décoction blanche de Sydenham. — On la prépare avec :

Craie pulvérisée..............	10	grammes.
Mie de pain blanc.............	20	—
Gomme arabique..............	10	—
Eau Q. S. pour..............	1000	—

Faire bouillir pendant 1/2 heure. Passer à travers un linge fin. Ajouter :

Sucre blanc..................	60	grammes.
Eau distillée de fleurs d'oranger.	10	—

Dose *ad libitum* dans la diarrhée aiguë et chronique.

Eau albumineuse. — On la prépare avec

Blancs d'œufs battus.........	n° 4	
Eau bouillie..................	1000	grammes.
Eau distillée de fleurs d'oranger.	10	—

Eau de riz. — L'eau ou tisane de riz se prépare en faisant bouillir 20 grammes de riz dans un litre d'eau, jusqu'à ce qu'il soit bien crevé. On passe et on peut édulcorer avec 60 grammes de sirop de coing.

Lavements d'amidon. — Ils sont très utiles pour combattre les diarrhées aiguës.

On prescrit :

Amidon.................... 15 à 20 grammes.
Eau bouillie ou décoction de guimauve ou de pavot
(2 grammes) .... 500 gr.

Thé au rhum.

DIARRHÉE CHRONIQUE

Faire porter une *ceinture de flanelle.*

Suivant les circonstances, on aura recours aux moyens suivants :

Lait. — Le *lait* est le meilleur médicament de la diarrhée chronique ; c'est quelquefois le seul (Dujardin-Beaumetz). Il sera toujours donné bouilli.

Lavements chauds. — Le docteur Pollatschek (de Carlsbad) emploie avec avantage, pour combattre les diarrhées chroniques, de *petits lavements chauds* fréquemment répétés, destinés à exercer sur la muqueuse de l'intestin un effet décongestionnant. — La quantité d'eau injectée dans le rectum doit être telle que le malade puisse la garder facilement jusqu'à son absorption complète : on ne doit pas employer au début plus de 100 grammes pour chaque lavement. Plus tard, on augmente peu à peu la quantité du liquide jusqu'à 200 grammes.

La température de l'eau au moment de sa pénétration dans l'intestin doit être de 40° pour les premiers lavements. Dans la suite, on la porte progressivement à 43°.

Comme il est nécessaire de tenir compte du refroidissement de l'eau pendant son passage à travers le tube en caoutchouc qui relie la canule au récipient, il faut, pour que le lavement soit assez chaud, que l'eau versée dans le récipient ait une température de 42 à 45°.

Pour administrer le lavement, on se sert d'un bock à injections ; il faut introduire la canule assez haut dans le rectum et faire couler le liquide lentement. Après l'injection, le malade doit rester immobile. Ces lavements seront répétés une ou deux fois par jour et continués avec persévérance.

Viande crue. — Elle est particulièrement indiquée dans les diarrhées chroniques rebelles des adultes et surtout dans celle qui survient chez les enfants à l'époque du sevrage et après l'évolution des dents. (TROUSSEAU).

On prépare la viande crue de la façon suivante : Râper au couteau, dans le sens des fibres musculaires, de la viande de bœuf ou de mouton dépourvue de graisse et d'aponévroses. La pulpe obtenue est roulée en boulettes dans du sucre en poudre.

Vin. — Les *vins rouges* sont astringents. On peut les donner en lavements.

DIARRHÉE GRAVE DES JEUNES ENFANTS
(Diarrhée infectieuse du sevrage)

Diète absolue. — L'ingestion de lait augmente les troubles digestifs.

Pendant cette diète absolue, donner du *thé* (100 à 00 grammes par jour), pour calmer la soif, ou des petits morceaux de *glace*.

Donner 20 à 30 grammes de *cognac* ou de *rhum* en 4 à 8 prises dans la journée, dans du *café noir* glacé, une cuillerée à café de la liqueur alcoolique dans une cuillerée à soupe de café noir.

Bain chaud à 37 ou 38 degrés, matin et soir, durant dix minutes. On le sinapisera dans les dernières minutes. — *Friction* légère et *enveloppements chauds* ou ouatés. Boules d'eau chaude (LESAGE).

On recommencera l'alimentation par la diète lactée, quand les symptômes gastro-intestinaux auront presque disparu. Les premières prises de lait seront glacées.

DIARRHÉE INFANTILE
(Diarrhée verte des nourrissons)

Diète hydrique. — L'enfant ne doit pas prendre de lait pendant toute la durée de la maladie, même s'il est au sein (Lesage). — La diète hydrique s'impose : l'emploi systématique de l'*eau stérilisée* donne les meilleurs résultats.

Pour stériliser l'eau, Mongour conseille le procédé suivant: Prendre un *vase de terre* d'une contenance d'un litre environ et muni d'un couvercle; le remplir d'eau qu'on laisse bouillir pendant un quart d'heure au moins : rejeter cette première eau et la remplacer par de l'eau ordinaire, à laquelle on fera subir deux ébullitions d'un quart d'heure de durée, à quelques minutes d'intervalle. Cette eau, refroidie à la température de la chambre, servira d'unique alimentation à l'enfant.

Une précaution essentielle à observer, sous peine de perdre tout le bénéfice de la stérilisation est de ne verser dans le verre où boira l'enfant que la quantité de liquide nécessaire, ou de rejeter aussitôt l'excès. Il ne faut découvrir le vase contenant l'eau stérilisée qu'avec beaucoup de précautions, en diminuant le plus possible la durée et l'étendue du contact avec l'air extérieur.

La dose quotidienne à donner à l'enfant n'est pas limitée. La quantité d'eau doit remplacer la quantité de lait qu'on ne donne pas (Marfan). — On donnera l'eau par petites gorgées toutes les demi-heures, et toutes les fois que le nourrisson aura soif (Lesage).

La diète hydrique doit être rigoureusement observée pendant 48 heures en moyenne. Dès la disparition de tous les signes digestifs, on reprend l'alimentation lactée, suivant la progression suivante :

1er jour, 1/3 de lait stérilisé et 2/3 d'eau stérilisée.
2e jour, 1/2 — 1/2 —
3e jour, lait stérilisé pur.

Lorsque la diarrhée reparaît, il faut revenir à l'eau stérilisée, mais cela suffit pour en obtenir la disparition définitive.

On pourrait encore stériliser l'eau par le procédé proposé par M. C. Girard, qui consiste à introduire l'eau dans des *bouteilles fermées hermétiquement* par le système d'obturation des canettes à bière, et à placer ces bouteilles dans un chaudron rempli d'eau qu'on porte à l'ébullition.

A défaut d'eau stérilisée, on donnera de la décoction d'orge ou de riz (HEUBNER, MARFAN).

La *décoction d'orge* se prépare de la manière suivante : On fait bouillir pendant une demi-heure deux cuillerées à café d'*orge perlé* dans un demi-litre d'eau; puis on passe au tamis.

Pour préparer l'*eau de riz*, on jette 60 grammes de farine de riz dans un demi-litre d'eau froide, on ajoute un demi-litre d'eau bouillante, puis on fait bouillir le mélange : on passe ensuite dans une étamine claire (MARFAN).

On peut employer encore la décoction de *gruau d'avoine*, préparée en faisant bouillir pendant une heure 16 grammes de gruau dans un litre d'eau, ou de l'*eau panée* (60 grammes de pain pour 1000 d'eau).

Suivant l'âge de l'enfant, on pourra prescrire de l'eau panée additionnée de Malaga (1 cuillerée à café pour 3 cuillerées à bouche d'eau panée),un peu de thé ou de grog.

Bains chauds. — Pour combattre l'*hypothermie* et le *collapsus*, on plonge l'enfant pendant 5 à 10 minutes dans un bain à 38°.

TROUSSEAU conseille particulièrement le *bain sinapisé.* — Dans un bain de 25 litres, on met 50 grammes de farine de moutarde délayée en bouillie avec de l'eau froide et renfermée dans un nouet de linge, dans un torchon, comme cela se fait pour le bain de son. En exprimant ce nouet, on obtient ainsi une eau fortement sinapisée. Le petit malade est plongé dans ce bain pendant 12 ou 15 minutes, le temps d'obtenir une réaction suffisante.

Puis on l'enveloppe dans des linges bien secs, et cette

médication est répétée deux, trois et quatre fois dans le courant de la journée.

On aura la mesure du temps que doit durer le bain, par ce qu'éprouve la personne qui maintient l'enfant dans l'eau; elle sera avertie de cesser l'immersion lorsqu'elle-même éprouvera une vive cuisson sur la peau des bras plongés dans le bain (TROUSSEAU).

On peut encore combattre le collapsus et l'algidité par les *bains de vin chaud*, chauffés à 38° et de 5 à 6 minutes de durée (JULES SIMON).

Bains froids.— Pour lutter contre la fièvre, si celle-ci dépasse 38°5, on plongera toutes les trois heures l'enfant dans un bain à 27° pendant 5 minutes. Si la température est à 40° à 41°, le bain sera à 22° à 25°.

Si l'enfant a du délire ou des convulsions, on peut pratiquer pendant le bain des affusions froides sur la tête. On cesse les bains dès que la température du soir est au-dessous de 38°,5 (LESAGE).

Lavages de l'estomac. — Ils ont pour but de débarrasser mécaniquement l'estomac des microbes et des toxines.

On se sert d'un *petit tube en caoutchouc* ou d'une *sonde urétrale* et d'un petit *entonnoir*. La sonde introduite, on fixe l'entonnoir à l'extrémité libre, et on verse 100 grammes d'eau bouillie, que l'enfant rejette le plus souvent par vomissement ou par le tube faisant siphon.

Il faut renouveler la manœuvre jusqu'à ce que l'eau revienne claire (Voy. *Lavage de l'estomac*).

Lavages de l'intestin (Entéroclyse). — On se sert d'un *bock à injections* et d'un *tube en caoutchouc* ou d'une *grosse sonde urétrale*, qu'on enfonce dans le rectum de 15 à 20 centimètres environ.

On ferme hermétiquement l'anus avec les doigts et le bock est élevé de 10 à 20 centimètres au-dessus du plan du malade. On injecte environ 500 grammes de liquide, eau bouillie ou eau salée (7 pour 1000) froide s'il y a *hyperthermie*, chaude, à 38°, s'il y a *hypothermie*.

L'entéroclyse sera faite deux ou trois fois par jour jusqu'à disparition des accidents. Elle est particulièrement indiquée dans les cas de *tympanisme abdominal* et de *fétidité des selles*.

Sérum artificiel. — Les injections de sérum artificiel donnent les meilleurs résultats, lorsqu'il y a tendance au collapsus. On fait 3 à 6 injections par jour de 30 centimètres cubes chaque (Voy. *Lavage du sang*).

DILATATION DE L'ESTOMAC

On pratique le *lavage de l'estomac* (voy. ce mot), lorsque six ou sept heures après le repas, le suc gastrique n'agissant plus, il reste dans l'estomac des aliments qui ne peuvent être digérés et qui subissent la fermentation putride; il convient alors de les évacuer.

DIPHTÉRIE

Traitement local. — *Ablation des fausses membranes, lavages et irrigations* (Voy. *Angines pseudo-membraneuses*). — Les grandes irrigations constituent une partie importante du traitement et elles doivent être pratiquées dans tous les cas.

La nature du liquide employé est relativement peu importante. On se servira d'*eau bouillie*. C'est surtout l'action mécanique que l'on recherche ici. Le liquide dont on se servira sera tiède ou même un peu chaud; c'est un bon moyen de calmer la douleur. La dose d'un litre par irrigation n'est qu'un minimum. Le bock sera assez élevé, car il est nécessaire que le jet soit assez fort pour amener la contraction réflexe du pharynx empêchant la déglutition du liquide injecté.

Un aide doit prendre l'enfant, et l'appuyant solidement contre sa poitrine, maintenir à la fois les jambes et les bras (une alèze enroulée autour du tronc facilite beaucoup cette manœuvre) ; la tête, fixée par le même aide au moyen d'une main largement appliquée sur le front, doit être penchée en avant, de façon à permettre l'écoulement du liquide. Les choses ainsi disposées, on place entre les arcades dentaires un coin de bois ou simplement un bouchon entouré de linge; puis on pousse l'injection, d'abord doucement, puis bientôt avec force et en s'efforçant de diriger le jet vers les différents points de la cavité bucco-pharyngée et spécialement vers ceux qui sont le plus atteints. L'enfant essaiera d'abord de résister, mais comme il verra que la chose est impossible, comme de plus il éprouvera un certain soulagement, il deviendra généralement plus docile. En tout cas, que l'opération soit facile ou non, elle doit être faite régulièrement et elle doit être répétée à des intervalles plus ou moins rapprochés suivant la gravité de la maladie. Dans le jour, ce sera toutes les heures ou au moins toutes les deux heures; la nuit, le sommeil sera respecté, on profitera des moments où l'enfant s'éveille de lui-même (SEVESTRE et MARTIN).

A défaut de tout autre moyen, on pourra user d'un appareil des plus communs, du *siphon d'eau de Seltz*, et on a, grâce à la pression de l'acide carbonique, un jet puissant qui vient déblayer et nettoyer toute l'arrière-gorge (DUJARDIN-BEAUMETZ).

Comme *topiques locaux* on aura recours au jus de citron, au pétrole, ou à l'eau de chaux.

Le jus de *citron* est employé depuis très longtemps et avec succès. REVILLIOUD recommande d'appliquer toutes les dix minutes du jus de citron au fond de la gorge.

Le *pétrole* a la propriété de désagréger les fausses membranes de la diphtérie. Il a donné de bons résultats entre les mains de LARCHER, LAMARRE, ARCHAM-

BAULT, FLAHAUT. Il n'est ni douloureux ni trop désagréable au goût. On peut toujours l'utiliser à défaut de meilleur agent thérapeutique.

La *glace* est un bon moyen de débarrasser la gorge des fausses membranes; elle calme l'irritation et diminue la congestion de la muqueuse.

On introduit dans la bouche du malade un petit morceau de glace, toutes les dix minutes, sans interruption, tant pendant la veille que pendant le sommeil (BLEYNIE).

On peut encore prescrire la glace pilée saupoudrée de sucre, donnée par cuillerées à café et lentement (WEST).

Comme adjuvant au traitement local, on emploie l'inhalation de vapeur d'eau et les fumigations d'essence de térébenthine.

On fera respirer le malade atteint de diphtérie, dans une atmosphère sursaturée de *vapeur d'eau*. Cette vapeur exerce une action déliquescente sur les produits membraneux des voies aériennes et aussi une action sédative sur les nerfs laryngés (VARIOT).

Il suffit de faire évaporer d'une manière continue par ébullition dans la chambre du malade, de l'eau à laquelle on pourra ajouter quelques feuilles d'eucalyptus ou quelques cuillerées de phénol.

Il faut toujours que l'atmosphère soit sursaturée de vapeur d'eau, que la vapeur condensée ruisselle le long des vitres. Voy. *Laryngites*.

L'*essence de térébenthine* est employée en fumigations. Le moyen le plus simple consiste à brûler l'essence dans une cuiller en fer au milieu de la chambre, au-dessus d'un vase inattaquable à la flamme; il faut renouveler l'opération environ toutes les demi-heures (COUETOUX).

Le procédé de DELTHIL consiste à allumer au milieu de la pièce, dans un vase en métal, un mélange de 40 grammes de goudron de houille avec 30 grammes d'essence de térébenthine brute.

Cette fumigation est renouvelée toutes les deux heures dans une chambre bien close où le malade reste une demi-heure.

Traitement général. — Le malade sera placé dans une chambre vaste, aérée, fréquemment ventilée.

On provoquera la diurèse par le *lait* et des *boissons abondantes*.

L'alimentation sera substantielle et légère.

On soutiendra les forces du malade par des boissons alcooliques, lait additionné de rhum ou de cognac, champagne, grog, café au rhum.

Les soins de la peau sont importants : la toilette complète du malade sera faite deux fois par jour.

Dans le cas d'adynamie, on aura recours aux *lotions vinaigrées*, et, s'il y a de la fièvre, aux *bains froids*.

Contre l'adynamie et le collapsus, on pourra administrer des *lavements de café*.

Les *injections de sérum artificiel* (Voy. *Lavage du sang*) rendent les plus grands services.

Tout en mettant en œuvre ces différents moyens thérapeutique, le médecin devra se procurer aussi vite que possible le *sérum spécifique*, qu'à défaut de seringue à injection hypodermique il donnera en *lavements* ou même par la voie gastrique.

En général, l'action du sérum administré par voie buccale se manifeste au bout de 28 à 36 heures (12 à 16 heures en injection sous-cutanée). Le sérum est administré dans de l'eau ou du lait. Les phénomènes secondaires imputables au sérum sont les mêmes qu'on observe dans les injections sous-cutanées : érythèmes, douleurs articulaires, etc. (Zahorsky).

Prophylaxie. — Le malade doit être isolé. Tout ce qu'il touche doit être désinfecté.

Les linges et vêtements souillés doivent être plongés

dans une solution de *sulfate de cuivre* (20 p. 1000), ou de *laurénol* à 3 p. 100, puis soumis à l'eau bouillante pendant une heure.

Quelle que soit l'issue de la maladie, la chambre du malade sera désinfectée. Après en avoir fermé toutes les ouvertures, on place sur un lit de sable une terrine contenant des charbons ardents, sur lesquels on met une quantité de *soufre concassé* proportionnelle à la capacité de la pièce (20 grammes par mètre cube).

La pièce restera fermée pendant 24 heures, puis aérée.

DYSENTERIE

On prescrira le repos dans une chambre à 18°, la diète, l'*eau albumineuse*, des *lavements d'amidon*. (Voy. *Diarrhée*).

R. Tripier recommande les grands *lavements chauds* de 45° à 48°.

DYSMÉNORRHÉE

On fera faire deux fois par jour des *injections vaginales* d'eau bouillie très chaude et on prescrira un grand *bain tiède* quotidien.

On combattra la constipation par des lavements.

L'infusion de *camomille* est recommandée comme stimulante, de même que l'infusion de *menthe poivrée*. (Voy. *Aménorrhée*).

DYSPEPSIE

Les *boissons aromatiques* et *alcooliques chaudes* sont d'excellents digestifs; elles exercent sur la muqueuse gastrique une excitation favorable qui abrège le séjour des aliments dans l'estomac (G. Sée).

Le *café chaud* et *sucré* excite la digestion chez

la plupart des personnes, surtout chez les hypopeptiques; en petite quantité et mélangé au lait, il peut convenir aussi à quelques hyperpeptiques; mais, suivant HAYEM, il est toujours mal toléré chez les dyspeptiques qui présentent de l'hyperchlorhydrie d'emblée (MANQUAT).

Les *applications chaudes* sur la région de l'estomac ont également une influence très heureuse sur la digestion.

La *glace* et les *boissons glacées* agissent sur l'estomac en déterminant une réaction qui accélère la digestion. Elles sont utiles surtout dans les dyspepsies avec anorexie et avec nausées, dans les dyspepsies catarrhales avec enduit de la langue (G. SÉE).

Le *bouillon*, soigneusement dégraissé à froid, et pris une demi-heure avant le repas est utile comme peptogène (HERZEN).

Contre *dyspepsie gastro-intestinale* des gros mangeurs, on prescrit la *Cure de raisins* (Voy. *Goutte*).

DYSPEPSIE MOTRICE

FIESSINGER (d'Oyonnax) conseille de donner deux grands *lavements* de 3/4 de litre d'eau tiède une heure avant chaque repas : ces lavements doivent être gardés 15 à 20 minutes.

FIESSINGER conseille, après les repas, un *exercice musculaire* spécial, ayant pour but de faire contracter les parois abdominales :

Après les repas, couchez le malade sur un chaise longue et recommandez-lui de se livrer à des alternatives de mouvements de flexion et d'extension du tronc. S'asseoir lentement, se renverser ensuite en arrière en tendant fortement les muscles abdominaux; recommencer deux à trois fois; se reposer, reprendre, continuer ainsi pendant vingt minutes environ.

Des renvois de gaz, effectués après les premiers

mouvements, soulagent le malade : le ballonnement, la pesanteur de l'estomac, les renvois disparaissent.

DYSPEPSIE MOTRICE ET SÉCRÉTOIRE

Fiessinger conseille l'emploi de l'*eau chaude à jeun*. Les malades boivent par petites gorgées de 20 minutes en 20 minutes une série de deux à trois bols d'eau chaude très légèrement sucrée.

Cette eau chaude, souvent écœurante, peut être remplacée par une infusion aromatique : thé léger, fleur d'oranger, camomille, fenouil, grog très léger fait avec du punch, du sirop de punch ou de l'eau-de-vie brûlée (Mathieu).

Sous l'influence de l'eau chaude, la langue se décharge et le déjeuner habituel est pris avec plaisir une demi-heure après le dernier verre.

Dans la *dyspepsie motrice simple*, sans altération du chimisme stomacal, l'eau chaude est inutile. Dans les formes avec stase et fermentations acides, au contraire, ainsi que dans la dyspepsie hyperchlorhydrique, elle est particulièrement utile.

L'usage de l'eau chaude n'est nullement contre-indiqué par l'existence d'une dilatation de l'estomac. Au contraire, celle-ci est guérie avec rapidité, lorsqu'elle n'est due qu'à des troubles dyspeptiques (Fiessinger).

Montagnon (de St-Étienne) conseille l'emploi de l'*eau chaude* (34° à 44°) *en mangeant* dans l'hyperchlorhydrie avec ectasie gastrique.

Cette thérapeutique conviendra aussi très bien à l'hyperchlorhydrie, dont les femmes offrent de si fréquents exemples.

Les malades éprouvent rapidement un bien-être remarquable, si bien que, par suite, ils arrivent même à redouter l'usage des boissons froides.

Le point essentiel est de continuer longtemps l'usage

des liquides chauds; c'est à ce prix seul qu'on devra en attendre une action durable.

DYSPEPSIE DES NOURRISSONS.

(Vomissements alimentaires, selles putrides, contenant des grumeaux de lait non digéré et des mucosités glaireuses).

Dès le début il faut mettre l'enfant à la diète absolue pendant 1 ou 2 jours, ne permettant que l'*eau bouillie* simple (voy. *Diarrhée infantile*) ou une infusion de camomille.

Guaita recommande une boisson légèrement édulcorée et composée de 200 grammes d'eau bouillie avec 30 grammes de cognac, à prendre dans les 24 heures.

Lorsque au bout de 24 à 48 heures de ce traitement, on commence à alimenter le petit malade, il est bon de lui faire avaler, immédiatement avant chaque tétée, une tasse de *bouillon* dégraissé ou de tisane de *camomille*, ou bien un demi-verre d'*eau bouillie*. On facilite ainsi la digestion du lait (surtout lorsqu'on administre du bouillon), et on évite une succion trop énergique, qui a l'inconvénient d'occasionner une abondante déglutition d'air.

Dans les cas où la dyspepsie débute par une fièvre intense accompagnée de convulsions, il suffit, d'après Guaita, d'appliquer une vessie de *glace* sur la tête et des *cataplasmes sinapisés* aux membres pour voir généralement disparaître l'accès au bout de quelques minutes. Sauf cette modification, le traitement reste le même que précédemment. Cependant, il conviendra, dans ces conditions, d'administrer quelques *lavements* évacuants, soit d'eau bouillie additionnée de sel de cuisine ou de glycérine, soit d'infusion de camomille.

DYSPNÉE

Voy. *Artério-sclérose, Asystolie, Broncho-pneumonie.*

ÉCLAMPSIE DE LA GROSSESSE

Traitement des accès.— Placer la malade sur un lit large, en éloignant tout corps dur ou anguleux auquel elle pourrait se heurter et se blesser.

Dès que l'accès éclate, on doit veiller à ce que la langue ne soit pas mordue, serrée entre les arcades dentaires : le procédé le meilleur consiste à *insinuer le bord d'une compresse* ou d'un mouchoir *entre les arcades dentaires*, à appuyer sur la langue de manière à en immobiliser la pointe derrière l'arcade dentaire inférieure. Ce procédé vaut mieux que de tenir écartées les deux arcades dentaires à l'aide d'un bouchon taillé en coin ; outre que cette manœuvre n'est point facile, qu'elle expose l'opérateur à la morsure des doigts, elle est souvent inefficace, voire même dangereuse, le bouchon pouvant être sectionné par les dents, et des débris tomber au niveau de l'orifice supérieur des voies aériennes (Ribemont-Dessaignes et Lepage).

Traitement curatif. — L'éclampsie étant le résultat de l'accumulation dans le sang de principes toxiques (*auto-intoxication gravidique*), il faut provoquer l'élimination des poisons, et empêcher leur formation. On aura recours dans ce but à la *saignée*, au *lavage du sang*, aux *purgatifs* et aux *diurétiques*, aux *sudorifiques*, au *régime lacté*.

Bains. — Les *bains tièdes* prolongés donnent de bons résultats ; ils sont indiqués surtout lorsqu'il y a de l'*anurie;* ils activent la sécrétion urinaire et excitent les fonctions de la peau (Bar); mais leur usage doit être surveillé et n'est possible qu'autant que les accès sont très éloignés les uns des autres.

Les bains d'une demi-heure, progressivement élevés de 38° à 45°, amènent une sudation abondante chez les malades atteintes d'éclampsie puerpérale, même en état de coma; au sortir du bain, ces malades doivent être enveloppées dans une couverture de laine pendant deux ou trois heures.

On fera des *frictions* sèches ou alcooliques sur les membres inférieurs et supérieurs, et on placera la malade dans une pièce chauffée à la température de 20° à 25°.

Traitement par les injections d'eau salée. — Elles ont pour résultats de diluer les toxines contenues dans le sang et de favoriser en même temps leur élimination.

Il faut se servir de la solution physiologique qui renferme pour 1 litre d'eau 7 grammes et demi de chlorure de sodium. On l'emploie à 37°.

On pratique l'injection dans la région fessière et on injecte chaque fois au moins 1 litre de la solution (Voy. *Lavage du sang*).

Sous l'influence de ce traitement, la quantité des urines augmente et les accès cessent plus ou moins rapidement (Porak).

Traitement préventif. — Il faut soumettre systématiquement au *régime lacté*, non seulement toute femme albuminurique, mais encore toute femme enceinte présentant des accidents pouvant être sous la dépendance de la toxicité du sang, céphalalgie frontale, troubles de la vue, dyspnée, etc. (Tarnier).

Il faudra donc, toutes les fois que l'on sera en présence d'une femme enceinte qui présente un ou plusieurs de ces symptômes, la soumettre au régime lacté absolu, quand bien même elle n'aurait pas d'albumine dans son urine (Pinard).

Le régime lacté absolu sera continué au besoin pendant des semaines et des mois (CHARPENTIER).

Combattre la *constipation* (Voy. ce mot).

ÉCLAMPSIE INFANTILE

Prescrire un *lavement purgatif* et des *bains tièdes* prolongés.

Voy. *Convulsions*.

ÉCRASEMENT DES MEMBRES

Le blessé sera réchauffé, stimulé par des *boissons alcooliques*, des *lavements de café*.

Le foyer traumatique sera fouillé dans ses moindres interstices, dans ses plus petites anfractuosités par un *jet d'eau bouillie*, à une température de 60 degrés (P. RECLUS).

Puis on pansera aseptiquement avec des *compresses bouillies*.

Le membre sera légèrement *comprimé* et *élevé*.

ECZÉMA

Voy. *Prurit*.

EMBARRAS GASTRIQUE

Voy. *Fièvre éphémère*.

EMPOISONNEMENTS

TRAITEMENT GÉNÉRAL. — *Evacuer le poison:* Si les vomissements ont lieu naturellement, on les facilite au moyen de *boissons tièdes* en abondance.

On les provoquera par l'ingestion d'eau tiède et la *titillation de la luette*.

Pratiquer la pompe stomacale et le *lavage de l'estomac* (Voy. ce mot). Laver à l'eau simple bouillie.

S'il y a des hémorragies, laver à l'eau glacée.

Donner des *lavements au gros sel*, pour évacuer l'intestin.

Stimuler l'empoisonné par des *lavements* composés d'une cuillerée à café de *cognac* ou de *rhum* dans une tasse ou deux de *café noir*. Appliquer des *compresses très chaudes* sur la région du cœur; faire des *affusions froides* sur la nuque; *flageller*, *frictionner* le malade.

Pratiquer la *respiration artificielle* et les *tractions rythmées* de la langue.

Injecter dans le rectum du *sérum artificiel* (Chlorure de sodium, 7 1/2 pour 1000 d'eau) un quart de litre à un demi-litre.

EMPOISONNEMENT PAR LES ACIDES

Evacuer le poison : Titillation de la luette; eau chaude; lavage de l'estomac.

Neutraliser le poison : faire absorber de la *craie*, ou des *cendres* délayées dans de l'eau.

Administrer en abondance de l'*eau savonneuse* (15 grammes de savon blanc pour 2 litres d'eau tiède), de l'*eau albumineuse*, du *lait*, de l'*huile*.

EMPOISONNEMENT PAR L'ACONIT

Evacuer le poison en provoquant les vomissements (eau chaude, titillation de la luette) ou par la pompe stomacale.

Stimuler l'empoisonné (alcool, frictions sèches, application de serviettes ou de bouteilles chaudes), en ayant soin de le *maintenir couché;* boissons chaudes.

Respiration artificielle continuée avec persévérance aussi longtemps qu'il est nécessaire (jusqu'à deux heures).

EMPOISONNEMENT PAR LES ALCALIS CAUSTIQUES

(Potasse, Soude)

Neutraliser le poison en administrant de l'*eau vinaigrée* (1 pour 3), du *jus de citron* ou d'orange.

Donner en abondance des boissons émollientes : *eau albumineuse, lait, huile d'olives.*

EMPOISONNEMENT PAR L'ARSENIC

Evacuer le poison : provoquer le vomisssement par la titillation de la luette; pratiquer la pompe stomacale et le lavage de l'estomac.

Donner une grande quantité d'*eau chaude* ou *salée.*

Donner en abondance de l'*eau albumineuse*. Orfila conseillait l'*eau de Seltz vineuse* (une partie de vin blanc pour quatre d'eau de Seltz).

Huile d'olives ou de noix, à doses considérables souvent répétées.

Administrer des *lavements au gros sel.*

Combattre la prostration par des stimulants, l'hypothermie par des *applications chaudes* et des *frictions.*

EMPOISONNEMENT PAR LA BELLADONE

Evacuer le poison : faire vomir, employer la pompe stomacale et pratiquer le lavage de l'estomac.

Donner un lavement évacuant.

Stimuler : café noir, frictions ;

Réchauffer le malade.

Respiration artificielle pendant 2 heures.

EMPOISONNEMENT PAR LES CHAMPIGNONS

Faire vomir le malade (soit avec de l'*eau tiède*, soit en chatouillant la luette avec une *barbe de plume*). Administrer immédiatement après un purgatif huileux (huile de ricin, ou à défaut *huile d'olives* ou *huile de noix*).

Pour calmer les douleurs, dix à quinze gouttes d'éther dans une tasse de café noir ou de thé.

Le malade sera placé dans un *bain*, puis on lui appliquera sur le ventre des cataplasmes de farine de lin ou toute autre fomentation émolliente.

Si l'assoupissement, le délire et les convulsions continuent malgré l'emploi de ces moyens, on appliquera des *sinapismes* aux pieds.

EMPOISONNEMENT PAR LES SELS DE CUIVRE

(Vert-de-gris)

Evacuer le poison : provoquer les vomissements, pratiquer la pompe stomacale.

Administrer des *boissons émollientes*, de l'*eau albumineuse*, du *lait*.

Donner des *lavements émollients*. — Appliquer des *cataplasmes* sur le ventre.

EMPOISONNEMENT PAR L'IODE

Evacuer le poison : faire vomir, pratiquer la pompe stomacale.

Donner en abondance de l'*eau albumineuse amidonnée* et des *féculents* (arow-root, gruau) et des *boissons émollientes* (lait).

EMPOISONNEMENT PAR LES COMPOSÉS DE MERCURE

Evacuer le poison : titillation de la luette, pompe stomacale.

Antidote : *eau albumineuse* (cinq à six blancs d'œuf pour deux verres d'eau) qui forme dans l'estomac un albuminate de mercure insoluble. — On conseille de donner l'eau albumineuse par tiers, puis de la faire évacuer par les vomissements. — L'eau albumineuse ne doit pas être employée en excès, car, si elle n'était pas vomie, elle pourrait redissoudre une partie du précipité (VALLEIX).

Boissons émollientes. — Eau de riz, tisane de graines de lin.

S'il y a dépression, *stimuler* le malade.

EMPOISONNEMENT PAR LE NITRATE D'ARGENT

Faire vomir.

Administrer en abondance de l'*eau salée*, le chlorure de sodium neutralisant le nitrate d'argent.

Donner ensuite des *boissons émollientes*.

EMPOISONNEMENT PAR L'OPIUM

Evacuer le poison par la *pompe stomacale*. Celle-ci est de beaucoup supérieure aux vomitifs, qui sont souvent sans effet et ont l'inconvénient de déprimer le malade; elle a de grandes chances d'être efficace, parce que l'opium séjourne longtemps dans l'estomac.

A défaut de pompe stomacale pour vider l'estomac, on provoquera le vomissement en chatouillant le fond de la gorge.

Stimuler le malade:

1° Mécaniquement, empêcher le malade de dormir par tous les moyens possibles; l'interpeller, l'empêcher de rester couché, l'obliger à marcher, le flageller avec des compresses mouillées;

2° à l'aide de *café* à haute dose; 1/2 litre de café fort et chaud par la bouche ou en lavement. — BOUCHARDAT conseille la *tisane de café* suivante :

Café torréfié	50 gr.
Eau bouillante	500 —
Eau de vie	50 —

à défaut de café, *thé* très fort.

Respiration artificielle pendant plusieurs heures.

Frictions.

EMPOISONNEMENT PAR LE PHÉNOL

Débarrasser l'estomac par la *pompe* et le *lavage*.

Administrer de l'*eau albumineuse* ou *savonneuse* en abondance.

Combattre le collapsus ou le coma à l'aide d'*excitants énergiques* (alcool,café fort en boisson ou en lavement, frictions énergiques).

Combattre l'hypothermie par des *applications chaudes*.

EMPOISONNEMENT PAR LE PHOSPHORE

Evacuer le poison en faisant vomir, ou à l'aide de la pompe stomacale.

Le *sulfate de cuivre* (vitriol bleu, couperose bleue), sera donné comme vomitif et comme antidote :

Chez l'adulte	0 gr. 10 à 0 gr. 50
Chez l'enfant	0 — 05 à 0 — 10

Pour obtenir rapidement une solution titrée, peser un petit cristal de sulfate de cuivre et le faire dissoudre dans cent fois son poids d'eau chaude.

Administrer un *lavement purgatif* (gros sel, glycérine).

Donner, s'il est possible, une potion avec 2 grammes d'*essence de térébenthine* toutes les demi-heures.

Eau albumineuse en abondance.

Sont contre indiqués : l'huile, les substances grasses, le lait, les jaunes d'œufs, qui dissoudraient le phosphore et en favoriseraient l'absorption.

EMPOISONNEMENT PAR LA STRYCHNINE

Evacuer le poison, en provoquant les vomissements par la titillation de la luette ou par la pompe stomacale. Ces moyens mécaniques ne doivent être mis en usage qu'*avant* l'apparition des accidents tétaniques; après, ils provoqueraient un paroxysme.

Administrer du *café* ou du thé chargé.

Pratiquer la *respiration artificielle*. Elle est extrêmement importante, mais si la strychnine a été absorbée à haute dose, elle prolonge la vie sans empêcher la mort.

EMPOISONNEMENT PAR LE TABAC (NICOTINE)

Vider l'estomac, en provoquant les vomissements ou par la pompe stomacale.

Stimuler le malade : café, alcool, en boissons ou en lavements.

Réchauffer le malade par des applications chaudes et des frictions.

EMPOISONNEMENT URINEUX

Empoisonnement aigu. — Provoquer et favoriser la sudation par des *boissons aromatiques* chaudes abondantes.

Prescrire le *thé punché :*

Rhum.......................	100 à 120 gr.
Thé........................	1 litre.

Le jour qui suit l'accès, administrer un *purgatif salin.*

Régime lacté (Guyon).

Contre la *douleur des reins : ventouses sèches* sur la région lombaire, ou même, en cas de douleur très intense, *ventouses scarifiées* (Bouilly).

Empoisonnement chronique. — Combattre les troubles digestifs.

Faciliter l'élimination par la muqueuse digestive des matériaux de l'urine accumulés dans le sang, par des *laxatifs répétés.*

Régime lacté : lait bien pur, fraîchement tiré ou simplement tiède, pris par petites quantités souvent répétées, de façon à en absorber 2 litres en 24 heures.

Viande crue, bouillons, potages, toniques.

Frictions sèches ou aromatiques.

Bains.

ENDOCARDITE

Appliquer des *ventouses scarifiées* à la région précordiale.

Envelopper les membres inférieurs de feuilles d'ouate saupoudrées de *farine de moutarde* sèche.

Administrer toutes les trois heures une tasse à thé de *lait,* aromatisé d'un peu de kirsch, d'eau de mélisse ou d'élixir de la grande Chartreuse, à faible dose.

ENGELURES

Contre les *engelures au 1er degré* (épiderme intact), on conseille les lotions au *jus de citron*, les bains dans une *décoction de feuilles de noyer* (BESNIER), l'*eau chaude*, aussi chaude qu'elle peut être supportée.

Contre les *engelures au 2e degré* (engelures ulcérées), les *lotions chlorurées*, le *liniment oléo-calcaire* (Voy. *Brûlures*), les applications d'*huile de pétrole*, de *corps gras* (graisse de veau, suif avec ou sans addition de poudre d'amidon).

BESNIER conseille d'envelopper les engelures ulcérées de *feuilles de noyer* ramollies dans l'eau chaude.

ENROUEMENT

On conseille les gargarismes avec la *décoction de poivre*, l'absorption d'*œufs crus*.

Voy. *Angine, Laryngite.*

ENTÉRITE AIGUE

Prescrire le repos et la diète absolue avec de l'*eau bouillie*, froide, à discrétion, comme unique boisson, ou bien de la *tisane de riz* ou de l'*eau albumineuse*.

Voy. *Choléra* et *Diarrhée.*

Donner des lavements d'amidon et de *grands bains tièdes*.

ENTÉRO-COLITE MUCO-MEMBRANEUSE

Les *applications chaudes sur l'abdomen* constituent le meilleur moyen de calmer les douleurs.

Prescrire de grandes *irrigations rectales* à l'eau bouillie ou des *lavements d'huile d'olives* (100 à 400 grammes).

ENTERORRAGIE

Voy. *Hémorragie intestinale.*

ENTORSE DU PIED

Paul Reclus conseille d'employer un traitement éclectique, qui consiste à utiliser les méthodes classiques de la compression par une bande élastique, de la balnéation et du massage.

Compression méthodique. — Immédiatement après l'accident, appliquer une *bande en flanelle* dont la pression douce favorise la résorption des infiltrations.

On enroule la bande autour des orteils, du pied, du cou de pied, du mollet, jusqu'à mi-jambe environ. Il faut serrer modérément; si la constriction est trop forte, elle provoque des douleurs.

L'apaisement de la douleur est immédiat et, à moins de lésions graves, le blessé peut marcher sans souffrances vives et se livrer à ses occupations.

On doit conserver la bande à demeure durant quelques jours.

Tous les jours, le matin et le soir, on lave la région, dans le but de prévenir la macération de l'épiderme et l'irritation des téguments ; on fait la balnéation de la jointure et on renouvelle le pansement.

Balnéation ou immersion dans l'eau chaude. — Baudens conseillait l'immersion permanente du membre dans l'*eau froide* pendant quatre, six ou huit jours.

Reclus préfère l'*eau chaude*, qui, par sa température élevée, augmente l'activité des échanges et de la circulation, sans provoquer de vives réactions : congestion, tuméfaction, si fréquentes après l'emploi de l'eau froide.

On procédera de la manière suivante :

Le membre malade est plongé dans un vase contenant de l'eau chauffée à 45°.

On ajoute ensuite de l'eau bouillante pour élever la température du bain, si possible, à 48 ou 50°, et même, en cas de tolérance, à 55°.

La durée du bain sera de huit à dix minutes.

Du reste on suspend cette immersion dès que le blessé ressent une sensation de chaleur générale et accuse de la sudation.

Les effets de l'immersion sont immédiats et se traduisent par la souplesse de l'article et la facilité des mouvements.

Massage. — Le massage doit être simplifié autant que possible; il peut être pratiqué de la façon suivante :

Faire des onctions sur la jointure entorsée avec un corps gras (*huile d'olives*);

Saisir avec les deux mains la région douloureuse et gonflée et exercer une friction légère avec la face palmaire du pouce, par frottement doux et glissement rapide et, manœuvre importante, en le dirigeant, de l'extrémité du membre vers sa racine, des pieds vers le mollet, c'est-à-dire dans le sens centripète, pour refouler les exsudats péri-articulaires dans le sens du courant veineux.

Après quelques minutes, quand la région est engourdie, on pratique des frictions plus fortes.

La durée de la séance est de dix à quinze minutes. On la renouvelle, au besoin, deux ou trois fois par jour.

Il faut préférer la répétition de massages de courte durée à un pétrissage prolongé. C'est le moyen de faire disparaître les infiltrations péri-articulaires et d'écraser les caillots sanguins.

Le massage ainsi pratiqué complète l'action résolutive de la bande compressive.

La bande compressive à demeure, la balnéation seule, ou le massage sans autre adjuvant ne pourraient pas guérir aussi rapidement, ni aussi sûrement.

En combinant l'emploi des trois méthodes, la guérison rapide, dans l'espace de quinze jours, n'est point douteuse, à moins de traumatisme d'une gravité exceptionnelle, de vastes ruptures et d'épanchements considérables.

Il faut citer encore les moyens suivants : application locale de compresses de *vin*, les *lotions alcooliques*, le *baume Samaritain*. (Voy. *Contusion*.)

ÉPIDIDYMITE BLENNORRAGIQUE

Repos absolu au lit.

Envelopper les bourses de ouate et les maintenir relevées, à l'aide d'un bandage en T, ou d'une *serviette éponge*.

Grands bains tièdes ou *bains de siège* émollients (son), au moins tous les deux jours.

Combattre la douleur par des *applications locales d'eau froide vinaigrée*.

Combattre la constipation (Voy. ce mot).

ÉPILEPSIE

Traitement de l'accès. — Il faut, aussitôt que l'individu est à terre, dégrafer son col et déboutonner ou délacer son vêtement. On le placera sur le côté pour que la salive s'écoule facilement, et que la langue ne vienne pas s'appuyer sur le pharynx. La tête sera très légèrement soulevée, la position doit être presque horizontale.

Pour éviter les morsures de la langue, on *glissera entre les arcades dentaires un mouchoir*, comme on le pratique pour les attaques d'éclampsie (voy. ce mot).

Si l'on place entre les dents des épileptiques un corps étranger trop résistant, on risque de briser les dents du malade.

Si le corps interposé n'est pas assez résistant, il peut être sectionné, pénétrer dans les voies respiratoires et étouffer le patient.

Si le malade est tombé dans une chambre peu aérée, on ouvrira les fenêtres pour lui donner de l'air; on le laissera étendu sur un matelas ou sur son lit et on ne troublera pas son sommeil post-paroxystique. On n'essayera donc pas de le faire revenir à lui, de le réveiller. Le sommeil, après une attaque épileptique, est le meilleur réparateur que le malade puisse se procurer.

Dans l'épilepsie partielle à aura sensitive ou motrice d'un membre, la *compression de ce membre* au-dessus du point qui est le siège de la sensation anormale peut arrêter une attaque. Ce moyen a été recommandé surtout par Odier.

La *flexion*, ou l'*extension forcée*, ou encore la *torsion d'un doigt de la main* peut faire avorter une attaque. Il en est de même du redressement forcé ou de la *flexion forcée de la pointe du pied* (gros orteil). Ce dernier moyen a été employé souvent par Brown-Séquard.

Des *flagellations*, des *applications d'eau froide* sur la figure peuvent encore avoir le même résultat.

Chez d'autres malades, l'aura gastrique est calmée par l'ingestion d'une *bouchée de pain*, d'*eau de fleur d'oranger*, ou d'*eau glacée*, ou encore de *sel de cuisine*.

Nothnagel et Rossbach affirment avoir vu plusieurs fois une ou deux cuillerées de sel marin supprimer l'accès, quand l'aura, paraissant siéger dans la sphère du pneumogastrique, se prolongeait assez pour que ce sel pût être absorbé.

La *compression de la carotide* a donné d'heureux résultats entre les mains d'ALEXANDER pour un malade qui avait des accès douloureux siégeant dans la région du maxillaire supérieur.

Dans les accès en série, on pourra recourir à l'*application de glace sur le crâne*, au niveau de la zone motrice.

CHARCOT conseillait l'*application de glace sur la région précordiale*, chez les individus qui avaient une aura cardiaque.

FÉRÉ recommande l'usage de *bains sinapisés* et du *drap mouillé* sinapisé, surtout dans les cas d'excitation maniaque. Pour lui, ces moyens thérapeutiques agissent en modifiant la tension artérielle en la diminuant (J. VOISIN).

EPISTAXIS

L'épistaxis est souvent d'origine congestive : elle survient après un séjour dans un air surchauffé, et dans ce cas il suffit souvent de conduire le malade dans une *pièce fraîche* et bien *aérée* pour voir s'arrêter l'hémorragie. Détacher les vêtements qui serrent le cou et la poitrine.

En même temps, à l'aide du pouce et de l'index, il sera utile de *presser les ailes du nez* contre la cloison pendant quelques minutes, la tête étant légèrement penchée en avant, pour faciliter la formation du caillot (LERMOYEZ).

TILLAUX conseille l'*élévation du bras* correspondant à la narine qui saigne, les *applications d'eau froide* sur le front ou dans le dos (clef dans le dos).

Les *irrigations chaudes* constituent un moyen efficace d'arrêter les hémorragies nasales ; il faut faire les injections avec de l'eau aussi chaude que le malade peut la supporter (Trousseau).

Non seulement on emploie l'eau chaude localement, mais encore par action réflexe en faisant *plonger les mains* du malade dans l'*eau chaude*, en donnant des *lavements d'eau chaude* (Tripier) à 45° ou 50° (Voy. *Hématémèse*).

Un procédé simple et facile, préconisé par Fabre et Latour (du Puy), contre les épistaxis rebelles aux médications habituelles, consiste à provoquer une *révulsion rapide sur la peau de la région du foie*, par des *pointes de feu* ou simplement des *compresses d'eau chaude.*

La *compression* digitale *de la carotide primitive* au cou est très utile dans l'épistaxis (Piorry).

Le *tamponnement des fosses nasales* est le moyen le plus sûr et le plus efficace de combattre les hémorragies nasales graves.

Lorsque l'examen local aura montré que le point de départ de l'hémorragie est très rapproché de l'orifice antérieur, le tamponnement postérieur sera inutile et un simple bourdonnet de ouate, appliqué à l'entrée des fosses nasales, suffira.

Pour le tamponnement postérieur, l'instrument ordinairement employé est la sonde de Belloc, mais il est facile d'y suppléer par une *sonde ordinaire en caoutchouc.*

La manœuvre est simple : elle consiste à introduire la sonde par l'orifice antérieur du nez jusque dans l'arrière cavité du pharynx, d'où on la ramène dans la bouche pour y nouer les deux fils destinés à fixer le bourdonnet antérieur ; après quoi on retire la sonde (F. Guyon).

Une *baguette d'osier*, mince et flexible, dépouillée de son écorce, et introduite par son gros bout dans les fosses nasales, peut, en cas d'urgence, remplacer parfaitement la sonde de Belloc pour le tamponnement des fosses nasales dans les cas d'épistaxis grave et rebelle (HAMON DE FRESNAY). — Une *baguette de saule* ou de tout autre bois flexible et poli peut remplir le même office. — Une encoche, faite au gros bout, sert à fixer, sur la baguette introduite et ramenée dans la bouche, le fil double qu'on retire ensuite par les fosses nasales (GEORGE).

Un autre procédé très simple, dû à JACQUELIN, peut à la rigueur être mis en pratique. On forme, avec l'extrémité d'un *fil ciré*, une petite *boulette* de la grosseur d'un grain de chènevis ; on l'enduit de cire, puis, on l'engage dans la narine, et on commande au malade de faire une forte inspiration par le nez, laquelle a pour effet de faire parvenir la boulette au fond de la gorge où on va la saisir. On y attache alors le fil double qui doit fixer le tampon antérieur (GEORGE).

Un procédé de tamponnement des fosses nasales, décrit par MUNARET, consiste à introduire, à l'aide d'une sonde de caoutchouc qui lui sert de mandrin (ou d'une baguette de saule ou d'osier), un bout suffisamment long d'*intestin frais* ou desséché qui se trouve chez tous les charcutiers ou les bouchers ; quand l'extrémité nouée de ce boyau est parvenue dans l'arrière bouche, on retire la sonde et avec une seringue on l'injecte d'eau froide. Les parois distendues et rafraîchies par le liquide compriment uniformément toutes les anfractuosités de la fosse nasale et l'hémorragie cesse promptement et sans douleur.

Les jours suivants, le malade se mouchera avec précaution, de chaque côté séparément et successivement. Il reniflera deux ou trois fois par jour de l'*eau salée* tiède.

ÉRYSIPÈLE DE LA FACE

Faire quatre ou six fois par jour de grands *lavages* avec de *l'eau bouillie chaude*, à défaut d'eau boriquée, au niveau même de la porte d'entrée de l'infection.

Dans les cas d'hyperthermie, de délire, de phénomènes nerveux intenses, employer les *bains généraux froids* ou progressivement refroidis.

Quand la céphalalgie est violente, des *compresses glacées* ou une vessie de glace appliquées d'une façon continue sur la tête soulagent beaucoup les malades.

ÉRYSIPÈLE TYPHOIDE

Donner des *bains froids* de 18° à 20°, d'un quart d'heure, avec affusions froides sur la nuque et massage sous l'eau, répétés suivant l'état général et l'état de la sécrétion urinaire, toutes les deux heures, puis toutes les quatre ou six heures.

Toutes les fois que la température se maintient sans rémission au-dessus de 39°, que la langue se sèche, qu'il y a de l'insomnie, de l'agitation, du délire, les bains froids doivent être prescrits : ils doivent l'être d'une façon précoce chez les alcooliques (Legendre).

Laver les muqueuses nasale et buccale du malade à l'aide d'abondantes *irrigations d'eau bouillie*, ou d'eau boriquée tiède, pour éviter les infections secondaires.

Il faut nourrir le malade avec du lait, des bouillons, du jus de viande, un peu d'alcool (Juhel-Renoy).

ESQUINANCIE

Voy. *Angine phlegmoneuse.*

EXCITATION CÉRÉBRALE CHEZ LES ENFANTS

La thérapeutique doit être avant tout hygiénique (Comby) :

1° Chez les nourrissons excités et bruyants, l'hygiène alimentaire étant bien réglée, on se bornera à prescrire : la vie au grand air, le plus possible; des *bains tièdes* (34° et 35°) de 5 à 10 minutes, deux fois par jour.

Si l'enfant dort mal, on donnera le bain avant le le coucher, le soir vers 8 ou 9 heures, pendant 15 à 20 minutes, pour détendre les nerfs et favoriser le sommeil.

Si l'agitation persiste ou augmente, on pourra avoir recours aux *affusions froides*, courtes et suivies de massage, et surtout au drap mouillé (drap trempé dans l'eau à 15°, tordu, enroulé autour de l'enfant pendant une heure, avec couverture par-dessus); le drap mouillé peut être répété 2, 3, 4, 5 fois par jour.

Quand l'enfant commence à reconnaître son entourage, à parler, à s'intéresser à ce qu'il entend, M. Comby recommande de ne pas jouer avec lui, de ne pas trop le provoquer, de ne demander à son cerveau faible et irritable aucun effort, aucune fatigue.

2° Après le sevrage et dans la seconde enfance, la règle de conduite est la même. Les bains, le drap mouillé continueront à être employés, on pourra essayer les frictions sèches ou stimulantes (eau de cologne), les douches froides très courtes.

Les repas seront bien réglés et rares (3 par jour); la plus grande sobriété est de rigueur; pas de vin, de café, de thé, de mets épicés, sucrés, vinaigrés, etc. Le fonctionnement du tube digestif sera surveillé.

La *constipation* sera prévenue ou combattue par un

bon régime alimentaire, par quelques laxatifs, par des lavements glycérinés.

La vie au grand air s'impose.

Les enfants travailleront peu, se coucheront de bonne heure.

FAUX CROUP

Voy. *Laryngite striduleuse.*

FIÈVRE ÉPHÉMÈRE (EMBARRAS GASTRIQUE)

Repos au lit. — Diète. — *Boissons fraîches*, limonade, eau de Seltz.

Lavements purgatifs au gros sel :

Sel de cuisine............	30	grammes
Miel.....................	100	—
Eau, q. s. pour..........	500	—

FIÈVRES ÉRUPTIVES HYPERTHERMIQUES

Bains froids. — Le bain froid produit un abaissement de température; il aide au développement de l'éruption, en provoquant secondairement une congestion cutanée; on constate presque toujours en même temps une légère transpiration et de la polyurie; ces symptômes sont des plus favorables (Dieulafoy).

Bains tièdes. — On peut remplacer le bain froid par le *bain tiède* à 30° ou 32°, mais les effets en sont moins rapides qne ceux du bain froid, quoiqu'ils soient identiques (Sevestre).

FIÈVRES CHEZ LES ENFANTS

(Fièvre typhoïde, diphtérie, rougeole, scarlatine).

Bains salés. — Des bains contenant 10 à 20 0/0 de

sel de cuisine, donnés à la température de 25° à 30° pendant 10 minutes environ, et précédés de petits lavements de 10 à 50 grammes d'eau salée à 5 ou 10 0/0, constituent une excellente méthode de traitement des maladies fébriles chez les enfants.

L'action excitante exercée sur les nerfs cutanés par ces solutions fortes de chlorure de sodium produit un effet stimulant général et augmente l'effet antithermique de la balnéation.

Les lavements salés produisent une révulsion également très utile.

Outre leur action antithermique et tonique, les bains salés favorisent l'éruption cutanée dans la rougeole et la scarlatine, préviennent les complications et abrègent la durée de la maladie et de la convalescence.

Pendant la période d'état des maladies fébriles, on prend la température du patient toutes les deux ou trois heures ; dès qu'elle dépasse 39°, on donne un bain.

Le premier bain est précédé de quelques irrigations abondantes du rectum, faites avec de l'eau pure tiède préalablement bouillie, et répétées jusqu'à ce qu'il se produise une évacuation abondante. — On passe ensuite à l'usage des lavements salés, qu'on administre avant chacun des bains suivants.

Au bout de quelques jours, l'eau fortement salée produit une irritation de la peau, qui oblige à suspendre les bains salés et à les remplacer par des bains ordinaires (SCHWALBE).

FIÈVRE INTERMITTENTE

A défaut de quinine ou de quinquina, on aura recours aux agents thérapeutiques suivants :

Le *café*. — Comme fébrifuge, on prescrit la *décoction de café vert*.

Café vert............. 20 à 50 gram.
Eau.................... 500 —
Réduire par ébullition à.... 400 —
Sucrer.

Le *café torréfié* est également usité.

Les habitants de la Morée prennent chaude et à jeun l'infusion suivante :

Café torréfié............ 30 grammes.
Eau bouillante........... 100 —
Ajoutez :
Suc de citron........... 60 —

Le *citron* est d'un emploi populaire chez les Arabes contre la fièvre intermittente : les uns ne mangent que la pulpe et la semence, les autres le citron tout entier, d'autres la décoction de la pulpe du citron.

MAGLIERI a obtenu des succès dans la fièvre intermittente avec la décoction de limon. Cette décoction serait même supérieure, d'après lui, aux préparations de quinine.

Voici le procédé de préparation de la décoction de MAGLIERI : couper en petits morceaux et sans le dépecer, le limon le plus frais possible; ajouter trois tasses d'eau et faire bouillir jusqu'à réduction à une tasse, passer dans un linge neuf, exprimer le plus possible, laisser refroidir de préférence à l'air libre (DUJARDIN-BEAUMETZ).

Eucalyptus.—Les plantations d'*eucalyptus* (arbre à fièvre) passent pour éloigner la fièvre paludéenne. L'*infusion de feuilles d'eucalyptus* (20 pour 1000) ou la *poudre de feuilles* (4 à 15 grammes par jour) ont été administrées avec succès (GUBLER).

Poivre noir. — Le *poivre noir* est également un bon fébrifuge : 0 gr. 30 à 0 gr. 50, une à quatre fois par jour.

On le donne en grains.

On prescrira le *bon vin rouge* à fortes doses, particulièrement le vin chauffé avec de la *cannelle*, trois heures environ avant l'accès, par petites doses tous les quarts d'heure, jusqu'à 400 ou 500 grammes.

Le *sel de cuisine* est un fébrifuge efficace (MUNARET, PIORRY). On le donne à la dose de 30 grammes, dissous dans 100 grammes d'eau, en deux fois dans l'intervalle de deux accès : mais il a un goût détestable et cause des vomissements très pénibles.

Le *suc de persil* (100 à 120 grammes), la *décoction de graines de persil* (TROUSSEAU) (100 à 125 grammes pour un litre d'eau) sont employés, en Provence et en Bretagne, contre les accès de fièvre intermittente.

Les *toiles d'araignée* ont une réelle efficacité (OLIVIER). La toile d'araignée peut guérir les fièvres palustres des types quotidien et tierce.

La dose est pour les adultes de 0 gr. 90 centigrammes. On l'administre en pilules.

Son effet n'est pas aussi prompt que celui de la quinine.

L'*hydrothérapie* donne de très bons résultats dans les fièvres intermittentes rebelles au quinquina et aux autres fébrifuges (FOURCADE).

FIÈVRE PUERPÉRALE

TRAITEMENT GÉNÉRAL. — Donner l'*alcool* à hautes doses, sous forme de vins généreux, de grogs chauds.

Contre les nausées ou les vomissements, le *champagne frappé* est ce qui réussit le mieux.

Le *lait* est donné à la fois comme aliment et comme diurétique.

Le *café* noir, additionné de cognac, de rhum, est un tonique du cœur et un diurétique puissant.

Bains froids. — Lorsque la température se maintient sans rémission autour de 40°, on administre des bains dont la température varie de 28 à 18°, le premier étant donné à 28° — les suivants toutes les trois heures, jusqu'à ce que la température soit redescendue à 38° et y reste.

En dehors des bains froids qui ne sont pas toujours facilement acceptés dans les familles, on peut :

Employer les *ablutions froides*, répétées toutes les deux heures sur la nuque et les membres avec une éponge trempée dans l'eau à la température ambiante.

Ou bien mettre pendant quelques minutes sur le dos, les cuisses et le ventre des *serviettes mouillées*.

Ou enfin pratiquer des *enveloppements* dans un drap mouillé (RIBEMONT-DESSAIGNES et LEPAGE).

TRAITEMENT LOCAL. — *Injections vaginales* à l'eau bouillie.

Injections intra-utérines, lorsque la température dépasse 38°, dans les six premiers jours qui suivent l'accouchement.

FIÈVRE TYPHOIDE

TRAITEMENT HYGIÉNIQUE. — Chambre vaste, bien aérée, dépourvue de tout meuble inutile, de toute tenture, d'une *température plutôt basse* (13° à 15° au maximum).

Renouveler l'air par l'ouverture fréquente des fenêtres, en évitant toutefois que l'air froid ne frappe directement le malade.

Demi-obscurité — silence absolu.

Le malade sera entouré de soins minutieux de propreté.

On fera des *lotions* sur tout le corps avec de l'eau froide ou tiède.

On fera des *lavages fréquents de la bouche* à l'eau bouillie ou boriquée, pour maintenir la bouche humide, réaliser autant que possible son asepsie, entraver le développement des bactéries, des infections secondaires, l'inflammation des parotides, etc...

Les dents seront brossées deux fois par jour avec une poudre dentifrice (poudre de quinquina, charbon, etc...).

Pour éviter les escarres et les ulcérations de la peau on déplace souvent le malade en faisant varier son décubitus.

On peut encore le faire reposer non plus sur un drap de fil, mais sur une *étoffe de soie* qui lui permet de se bouger sans trop de frottement (DUJARDIN-BEAUMETZ).

Réfrigération. — De larges *compresses d'eau glacée* sont placées sur la tête du malade, et renouvelées dès qu'elles s'échauffent, toutes les dix minutes environ.

Des compresses semblables ou une vessie pleine de glace (séparée de la peau par une flanelle) sont appliquées sur l'abdomen.

Plusieurs fois par jour on pratique sur tout le corps des *lotions froides* avec de l'*eau vinaigrée*, des *affusions froides* ou des *enveloppements avec le drap mouillé.*

Voici comment l'on procède à cet enveloppement : sur un lit de sangle on étend un *drap* mouillé dans l'eau froide et qu'on a eu soin d'exprimer ; puis on transporte sur ce lit le malade absolument nu et on l'entoure complètement avec ce drap mouillé, la tête y compris.

LIEBERMEISTER veut que l'enveloppement soit prolongé pendant dix minutes.

DUJARDIN-BEAUMETZ préfère un enveloppement beaucoup plus court, de vingt secondes tout au plus, après quoi le malade est frictionné et reporté sur son lit.

L'enveloppement prolongé à pour effet principal l'abaissement thermique ; l'enveloppement de courte durée produit surtout une modification régulatrice du système nerveux d'autant plus vive que l'action du froid aura été plus courte.

C'est un des plus puissants moyens de traitement des cas de fièvre typhoïde ataxo-adynamique (DUJARDIN-BEAUMETZ).

Bains. — On peut, dans la dothiénentérie, user des *bains froids* dans toutes les classes sociales, sans autre thermométrie, s'il n'est pas possible de faire autrement, que celle pratiquée par le médecin venant voir un malade matin et soir ; sans autre baignoire, s'il n'y en a pas, que le récipient improvisé par une *cuve*, un *tonneau* ;

Le bain dans la *rivière* voisine a été utilisé dans certains cas (GLÉNARD).

Suivant les cas on emploiera :

1° les grands *bains froids*, suivant la *méthode de Brand*, applicable à la majorité des cas : Toutes les trois heures, jour et nuit, depuis le début jusqu'à la fin de la maladie, bain froid de quinze minutes, à 20°, tant que la température rectale, prise trois heures après le bain précédent, dépasse 29°.

Affusion froide sur la tête et la nuque, au commencement, au milieu, à la fin du bain.

Compresses froides sur l'abdomen dans l'intervalle.

Avant et pendant le bain on donne quelques gorgées de grog froid ;

2° Le *bain tiède* à 28°, de dix minutes avec affusions, qui convient particulièrement lorsqu'il y a des complications thoraciques ;

3° Le *bain chaud* graduellement *refroidi*, suivant la *méthode de Bouchard*. Elle consiste à placer le malade, toutes les trois heures, dans un bain dont la température est inférieure de 2 degrés au chiffre indiqué, au moment même, par le thermomètre placé dans le rectum du patient. On fait ensuite fléchir cette température de 1 degré, toutes les dix minutes, jusqu'à 30°.

Le séjour dans l'eau varie de une heure à une heure et demie : le point de départ est variable, le point d'arrivée est fixe ;

4° Le *bain des moribonds* (GLÉNARD) : bain à 32°, de dix minutes, avec affusions froides, avec frictions énergiques pendant le bain, avec alcool, stimulants, etc..,

Lavements froids. — On les emploie comme antithermiques, principalement chez les enfants, et comme diurétiques. On se sert d'eau à la température de 10° à 15°, préalablement bouillie : on injecte 1 à 2 litres chez l'adulte, 1/2 litre chez l'enfant.

Lavements huileux. — Les lavements d'*huile d'olives* pure exercent une action très favorable sur les lésions de l'intestin et sur l'état général des dothiénentériques. Qu'il y ait constipation ou diarrhée, l'huile favorise l'évacuation de l'intestin et empêche l'absorption des toxines formées dans le tube digestif, ce qui se traduit immédiatement par une amélioration des symptômes typhiques : la fièvre diminue, l'ataxie, l'insomnie disparaissent ; le malade ressent un bien-être relatif et l'affection évolue d'une façon bénigne.

On injecte dans le rectum, deux fois par 24 heures, un quart à un demi-litre d'huile d'olives, pendant au moins cinq jours.

Dans la suite, on ne donne plus les lavements huileux qu'une seule fois par jour, puis toutes les 48 heures, pour cesser définitivement lorsque tous les phénomènes morbides paraissent s'être amendés d'une façon durable.

Il est des malades chez lesquels les lavements huileux ne provoquent aucune évacuation, par suite d'un état paralytique de l'intestin. Dans ces cas, il faut administrer l'huile d'olives par la bouche et en une seule fois ; si une première dose n'est pas suivie d'effet au bout de 12 heures, on en fait prendre une seconde. Dès qu'une garde-robe a été ainsi obtenue, on revient à l'usage des lavements huileux, qui, à partir de ce moment, produisent leur effet habituel.

En administrant de cette façon l'huile aux typhiques on peut s'abstenir de tout antiseptique intestinal (O. PAGET).

Boissons. — Il faut faire ingérer aux typhiques de l'*eau en abondance* (LANDOUZY, DEBOVE).

Lorsqu'on fait boire aux typhiques cinq à six litres de liquide par jour (sous forme d'*eau pure*, de *bouillon*, de *lait*, de *citronade* où d'*eau vineuse*), pendant toute la période fébrile, on obtient un abaissement progressif de la fièvre, la disparition de la sécheresse de la langue et de la bouche et une sédation marquée de tous les phénomènes nerveux, circulatoires et rénaux, entre autres la disparition rapide de l'albuminurie.

Ce traitement agit en stimulant les oxydations (formation de grandes quantités d'urée) et en favorisant la dissolution et l'élimination des toxines par la peau et les reins sous forme de transpiration et de diurèse abondante. Il est accepté volontiers par les malades et n'amène aucune conséquence fâcheuse, même dans les cas de faiblesse du cœur, symptôme qu'il contribue au contraire à dissiper.

Il ne faut pas compter sur la soif du malade; il faut, au contraire, solliciter ce dernier et même l'obliger à ingérer de grandes quantités de liquide (DEBOVE).

La *limonade cuite* ou limonade ordinaire se prépare au moyen du citron :

Citron........................	N° 2
Sucre en morceaux............	70 grammes.
Eau bouillante................	1 litres.

Frottez le zeste des citrons avec le sucre en morceaux pour obtenir ainsi la partie aromatique, coupez les citrons par moitié, exprimez le suc dans un vase de faïence ou de porcelaine, ajoutez l'eau bouillante et le sucre aromatisé, laissez en contact et passez.

On peut également préparer cette limonade à froid; elle a une saveur un peu plus acide.

Alimentation. — Elle sera assurée par un peu de *lait stérilisé* donné à doses très fractionnées.

La stérilisation du lait est de rigueur. Or, comme on ne peut se procurer partout du lait stérilisé, il est bon de pouvoir procéder soi-même à cette opération, ce qui exige un procédé pratique, facile et peu coûteux. Ces conditions paraissent remplies par la méthode indiquée par M. LARDIER.

On prend cinq, six, huit, dix petites bouteilles (selon la quantité de lait que le malade doit boire dans la journée), ou de ces flacons dans lesquels les pharmaciens délivrent les potions et dont la contenance varie entre 125 et 250 grammes.

Ces flacons doivent toujours être extrêmement propres, et on devra les laver, les nettoyer avec de l'eau bouillie, de préférence à toute autre. On remplit chacun de ces flacons aux trois quarts d'un lait de bonne qualité. Chaque flacon est bouché au moyen d'un petit tampon d'ouate ou de coton. Tous les flacons, ainsi bouchés, sont rangés l'un à côté de l'autre, dans une casserole contenant de l'eau froide, dont le niveau doit sensiblement affleurer le niveau du lait contenu dans les bouteilles.

La casserole est mise sur le feu, et à partir du moment où l'eau commence à bouillir, on continue l'ébullition pendant trois quarts d'heure. On laisse refroidir, puis on remplace les tampons de coton ou d'ouate, mouillés par la vapeur, par de nouveaux tampons de coton sec.

La stérilisation est faite.

Les flacons contenant le lait stérilisé sont déposés à

la cave ou dans un endroit frais. La provision doit être suffisante pour 24 heures.

La *tisane* ou *décoction de céréales* constitue un aliment phosphaté, très assimilable sans la moindre fatigue gastrique ou intestinale.

On la prépare de la façon suivante :

Mettre dans quatre litres d'eau, deux cuillerées à soupe des substances suivantes : *blé, orge, avoine, seigle, maïs, son,* préalablement concassées avec soin ; faire bouillir pendant trois heures, en ajoutant de l'eau s'il est nécessaire, pour avoir en définitive un litre de décoction.

Laisser refroidir et passer sur un tamis ou à travers un linge bien fin.

On aromatise cette tisane au goût du patient, et on donne quatre à huit tasses à café de ce liquide dans les 24 heures.

Alcool. — Un peu d'*alcool* est utile à la fois comme stimulant et comme aliment, surtout sous forme de *vin* (Behier, Stokes, Gubler).

L'alcool est contre-indiqué lorsque l'urine est peu abondante ou qu'elle contient une forte proportion d'albumine.

Café. — Il est indiqué dans tous les cas où le système nerveux a besoin d'être relevé (adynamie, somnolence, coma).

Pour nourrir les typhiques, Brand recommande de donner après chaque bain un quart de litre d'un aliment liquide tiède : lait, café, thé, chocolat très étendu de lait ; potages clairs, de gruau, de tapioca, de vermicelle très cuits ; bouillons de veau, de mouton, de poulet, dégraissés à froid ; vin de Bordeaux, de Malaga, un demi-litre par jour.

FISSURE A L'ANUS

Prescrire des *laxatifs* (Voy. *Constipation*), des *lavements émollients,* lavements d'eau de son, de graines de lin, de *grands bains tièdes* ou des *bains de siège.*

Avant d'aller à la garde-robe, faire des *onctions* autour de l'anus avec un *corps gras* (beurre, graisse de veau).

Si la guérison ne se produit pas, on pratiquera la *dilatation forcée de l'anus*, après anesthésie générale, en écartant fortement les pouces introduits dans le rectum, jusqu'au contact des ischions (Tillaux).

FRACTURES

Les appareils de fractures peuvent être improvisés avec les moyens les plus simples.

Les attelles peuvent être faites avec du *bois*, du *carton*, du *fer blanc*, de la *toile métallique.*

En plaçant une petite *baguette d'osier*, ou de toute autre plante, au centre d'un petit *faisceau de paille*, et en maintenant le tout par un lien spiral, on forme les *fanons* exclusivement employés autrefois au lieu d'attelles dans le traitement des fractures (Jamain).

Les *attelles de carton* sont les plus faciles et les plus rapides à préparer : mouillées avec de l'eau chaude, elles ont l'avantage de se mouler sur les parties.

Le *fer blanc*, la *toile métallique* se prêtent commodément à la confection d'attelles coudées, de gouttières.

Les *coussins* seront confectionnés avec de la *balle d'avoine*, du *son*, de la *sciure de bois.* On peut à la rigueur les remplacer par des linges pliés en plusieurs doubles, ou par tout espèce de corps souples, se modelant facilement sur les parties, par exemple de la *filasse*, de la *mousse*, du *foin*.

FURONCLE

TRAITEMENT ABORTIF. — Appuyer sur le furoncle toutes les deux heures un petit tampon d'ouate hydrophile imbibé de *benzine*, puis 2 à 3 fois par 24 heures (VAUCAIRE).

TRAITEMENT LOCAL. — Recouvrir le furoncle de compresses imbibées d'*eau bouillie* ou d'eau boriquée, tiède et fréquemment renouvelées.

GALACTORRHÉE

Pour faire cesser la sécrétion du lait, on conseille l'infusion de *menthe*, la *compression des seins* avec de l'ouate et un bandage de corps et l'usage des *purgatifs*.

GALE

Le *pétrole* est très efficace dans le traitement de la gale, chez les enfants et les femmes à peau délicate.

Les frictions au pétrole sont préférables aux frictions soufrées : ce procédé est des plus pratiques, fort simple et peu coûteux. Le seul inconvénient sérieux est le danger qu'offre le maniement de cette substance.

Il suffit de frictionner pendant deux ou trois soirs de suite le corps du malade, et surtout les parties où siège l'éruption, avec du pétrole ordinaire et de le laisser en contact avec les téguments pendant toute la nuit; le lendemain matin, on savonne, et on recommence le soir l'application (Brocq).

Ordinairement après le second jour, la démangeaison est complètement enlevée, mais, par mesure de précaution, il est bon de faire une troisième application après laquelle le malade peut être considéré comme entièrement guéri (Bourgeois).

La *benzine* peut être employée à l'extérieur contre la gale.

Les vêtements, le linge, la literie du malade doivent être renouvelés et soigneusement désinfectés.

GASTRALGIE

On conseille les *applications chaudes* à la région épigastrique.

GASTRORRAGIE

Voy. *Hématémèse*.

GASTROXIE NERVEUSE

Les accès peuvent être enrayés au moyen de quelques verres d'*eau chaude* (Dieulafoy).

GERÇURES DU MAMELON

Prophylaxie. — Pour prévenir le ramollissement du mamelon, qui précède les gerçures qui peuvent survenir dans les premiers jours de l'allaitement chez les femmes jeunes, à peau fine, qui nourrissent pour la première fois, on fera des lotions astringentes avec des *feuilles de noyer*.

Variot conseille de laver les bouts de sein avant et après chaque tétée avec un petit tampon de coton hydrophile trempé dans l'*eau-de-vie*.

Le tampon de coton ou le linge fin employé pour les seins ne devra pas servir deux fois.

La durée de la tétée ne devra pas excéder dix minutes. En laissant suçoter indéfiniment les bouts de sein par les nourrissons, les crevasses sont très à craindre.

GINGIVITE

Lavages fréquents de la bouche avec de l'*eau bouillie*, et avec des infusions astringentes, *thé fort*, *infusion d'écorce de chêne*, décoction de feuilles de noyer.

GLOSSITE AIGUE

Prescrire des gargarismes émollients (voy. *Amygdalite*).

Placer en permanence, autour du cou, des compresses glacées, ou de la glace dans un sac en caoutchouc recouvrant la partie antérieure et les parties latérales du cou (Kirmisson).

GOUTTE

Traitement hygiénique. — L'accès est justiciable non d'une thérapeutique active, mais surtout d'un traitement hygiénique (Trousseau, Bouchard).

Abstinence, flanelle, patience et repos (Fuller).

Il ne faut rien faire, absolument rien, contre les attaques de goutte aiguë; il faut abandonner le mal à lui-même, n'intervenir que pour modérer la douleur, la rendre supportable, sans l'éteindre complètement, et placer le malade dans les meilleures conditions possibles de résistance.

On prescrira le séjour au lit, dans une chambre aérée, maintenue à une *température uniforme.*

Au début on mettra le malade à la diète, mais on lui donnera des *boissons abondantes*, chaudes pour dissoudre les concrétions, et froides pour activer la diurèse : tisanes, eau d'orge, *lait;* toutes les deux heures, jour et nuit, sauf sommeil, un verre de lait.

Les propriétés du *café vert* ont été vantées contre la goutte. On le donne de la façon suivante :

Café vert........................... 20 grains

sur lesquels on verse une première tasse d'eau bouillante qu'on rejette, puis une deuxième tasse que le malade boit.

Toutes les applications locales sont inutiles et même dangereuses. Il faut se contenter d'immobiliser et d'envelopper le membre malade avec de l'ouate et de la flanelle.

Il est, cependant une médication locale qui rend de réels services, les *fumigations de tabac.*

Cette médication trouve, il est vrai, son indication non pendant les accès, bien qu'elle soit encore utile et sans danger à la fin des crises, mais dans l'intervalle des accès pour en prévenir le retour.

Tous les huit jours, à partir du moment où l'attaque est passée, le malade expose les articulations qui ont été prises à la fumée de feuilles de tabac brûlées sur un réchaud. La chaleur doit être vive. De plus, cette fumée est reçue dans de gros bas ou dans des couvertures de laine dont on enveloppe les parties affectées.

Cette médication stupéfiante prévient le retour des accès en diminuant la susceptibilité des parties (Trousseau).

Cure de raisins. — Elle est conseillée par Curchod, en dehors des accès.

Elle consiste à prendre progressivement jusqu'à 3 et 5 kilos de *raisin blanc* par jour, en commençant par 500 grammes à 1 kilog.

Cette quantité est répartie en deux ou trois portions, prises, la première de six à huit heures du matin, la seconde et la troisième dans le milieu de l'après-midi et avant le repas du soir.

En principe, on augmente la quantité de raisin jusqu'à ce qu'il soit pris avec dégoût — on rejette les peaux et les pépins.

GRAVELLE PHOSPHATIQUE

Les boissons gazeuses simples (*eau de Seltz*) sont utiles. L'acide carbonique en excès dans l'urine aide à la dissolution des phosphates.

L'eau de Seltz doit être prescrite pure à l'exclusion des jus de fruits acides (citron) qu'on y ajoute quelquefois et qui ont la propriété de rendre les urines alcalines (Manquat).

GRIPPE

1° *Repos absolu* et *prolongé* au lit, jusqu'à disparition de la fièvre et des manifestations pulmonaires ;

2° *Alimentation* exclusivement *liquide :* lait, bouillon, potages, café, eau rougie, grogs : *boissons chaudes*, surtout au début (thé, infusions de violettes, de fleurs pectorales, de bourrache, etc.). Insister sur le *café*, excellent diurétique et antagoniste de la dépression nerveuse.

Provoquer la diurèse par *des lavements froids*.

En cas de *prostration* et d'*adynamie*, donner toutes les deux heures, en alternant régulièrement, un verre de *lait chaud* et un verre de *grog* ou de *champagne*.

Contre les *vomissements* et les *douleurs épigastriques*, donner du *lait glacé*, de l'eau de Seltz, du *champagne frappé*;

3° Antisepsie des premières voies respiratoires par des *gargarismes répétés*;

4° Antisepsie des voies digestives par les *lavages de l'intestin* faits à l'aide du bock d'Esmarck (un lavage quotidien) avec de l'eau bouillie (G. Lyon).

HÉMATÉMÈSE

Mettre le malade au *repos complet*, faire régner le silence autour de lui, l'empêcher de parler, de s'agiter.

En cas de *syncope*, le placer dans le *décubitus horizontal*, la tête basse, flageller la figure, l'asperger d'*eau froide*.

Les *tractions rythmées de la langue*, si la syncope se prolonge, peuvent être d'une extrême utilité.

Donner un *lavement de café froid alcoolisé*. Bouveret conseille l'emploi de lavements répétés d'eau tiède additionnés d'un peu d'alcool au cas où le pouls serait misérable et le danger imminent.

Faire respirer des sels anglais, quelques gouttes d'ammoniaque, de *vinaigre*, d'éther.

Une fois le malade revenu à lui, il faut songer à arrêter l'hémorragie. On donnera à l'intérieur des petits morceaux de *glace*, on appliquera une vessie de glace sur la région épigastrique, on appliquera des *ventouses* sur l'abdomen et la poitrine.

Le *champagne frappé* est d'une bonne administration dans ce cas, car il calme l'état nauséeux et les vomissements.

Dans les hémorragies très graves, on a conseillé la *ligature serrée des 4 membres.*

En cas d'*ulcère de l'estomac*, le régime lacté absolu s'impose pendant des semaines et des mois, jusqu'à la disparition complète de tous les troubles fonctionnels. Il convient d'y joindre l'action des alcalins, s'il y a des raisons de croire que l'hyperacidité gastrique joue un certain rôle.

Quelquefois le régime est impuissant à calmer les hémorragies.

Dans ces cas, il faut mettre l'estomac au repos complet et on doit interrompre toute alimentation par la bouche. Bouveret conseille fortement cette méthode pendant huit jours au moins, à partir du moment de l'hématémèse, parce que la présence des aliments provoque des contractions de l'estomac et entrave l'hémostase. Il remplace l'alimentation par des *lavements nutritifs.*

Singer, de Vienne, institue le traitement suivant de l'hématémèse :

Repos absolu et prolongé au lit, c'est une des conditions indispensables du succès.

Application d'une vessie de glace ou de cataplasmes chauds sur l'épigastre pour calmer la douleur.

Alimentation rectale exclusive pendant 4 à 8 jours.

Voici une formule de *lavement alimentaire:*

Lait	ââ 125 gr.
Vin rouge	
Jaune d'œuf	n° 2.

ou

Jaune d'œuf	n° 2.
Vin	120 gr.
Bouillon	250 —

pour un lavement. Ajouter une pincée de sel et un morceau de sucre. Administrer 2 ou 3 lavements par jour, à 4 heures d'intervalle.

Administrer de *l'eau pure* par la bouche ou en lavements, pour calmer la soif.

Immobilisation de l'estomac. — Dans des cas d'hématémèse grave survenue chez des *chlorotiques* en l'absence de tout signe d'ulcère de l'estomac, C. Cipriani a obtenu l'arrêt de l'hémorragie par *l'immobilisation de l'estomac.*

Après avoir appliqué sur la région épigastrique une compresse pliée en plusieurs doubles, on enroule autour de la partie inférieure du thorax et des flancs une bande dont les circulaires sont fortement serrés. De plus, on interdit d'ingérer quoi que ce soit par la bouche, même de l'eau, et on soutient les patients au moyen de lavements alimentaires.

Contre la soif, si vive dans les cas d'hématémèse, on a recours avec succès à des *injections hypodermiques* de la solution physiologique de *chlorure de sodium* (Voy. *Lavage du sang*); la gastrorragie est rapidement enrayée.

Il va de soi que la compression de l'estomac, si utile dans les gastrorragies simples des chlorotiques, est contre-indiquée lorsqu'il s'agit d'hématémèses dues à un ulcère ou à une érosion de l'estomac, attendu que dans ces cas le bandage compressif pourrait augmenter les phénomènes gastralgiques en amenant la partie ulcérée de l'estomac en contact avec la paroi opposée de cet organe.

Lavements chauds. — Les *lavements d'eau chaude*, à 48° ou 50°, constituent, d'après le professeur R. Tripier, le traitement le plus efficace de l'hématémèse.

Absolument inoffensif et d'un usage facile, il donne les plus brillants succès dans les cas d'hématémèses abondantes et répétées, qui mettent la vie en danger, et que ni la glace, *intus et extra*, ni les injections d'ergotine ne peuvent arrêter.

Il faut l'instituer le plus tôt possible; on doit *se presser d'intervenir dans tous les cas*, dès que la moindre perte de sang se produira, non seulement pour arrêter l'hémorragie qui commence, mais encore pour en éviter une autre plus grave.

Une hématémèse survenant, ou du mélæna apparaissant dans les selles, quelle que soit l'origine supposée de la lésion vasculaire, le lavement d'eau chaude (500 grammes) à la température de 48° à 50° sera donné au moins trois fois par jour, et répété au besoin plus souvent, si le sang avait de la tendance à reparaître.

Le lavement sera administré sans que le malade, placé dans la position horizontale, fasse le moindre mouvement, et sans qu'il se livre à des efforts considérables pour le garder.

Un bassin plat, disposé sous le siège, recevra le liquide, lorsqu'un besoin impérieux de le rendre se fera sentir.

La *diète absolue* est de rigueur : avec une diète seulement relative, l'hémorragie peut se produire à l'occasion de l'ingestion du moindre aliment et même du lait.

Tous médicaments seront proscrits, tant à cause de leur inefficacité que des inconvénients de ceux qui sont donnés par l'estomac. Il en sera de même de la glace et des boissons glacées et des applications sur l'abdomen.

Si le malade, ayant perdu beaucoup de sang, se trouvait très affaibli, on pourrait avoir recours à l'emploi du sérum artificiel en injection hypodermique (Voy. *Lavage du sang*).

Les lavements d'eau chaude calment un peu la soif. On mouillera fréquemment la bouche du malade avec de l'eau fraîche. Lorsque la soif deviendra tout à fait insupportable, on lui laissera avaler de temps en temps une cuillerée à café d'eau pure.

On commencera l'alimentation aussi loin que possible du moment où l'hémorragie se sera arrêtée, en se bornant à administrer pendant quelques jours des *lavements nutritifs* (notamment avec lait, jaune d'œuf et sel).

On débutera, en donnant un peu de lait par la bouche, seulement trois jours au moins après la cessation de l'hémorragie, et en continuant l'usage des lavements d'eau chaude, au moins matin et soir, pendant une huitaine de jours.

On reviendra graduellement à une alimentation plus substantielle, mais en évitant pendant longtemps l'usage d'aliments de digestion difficile et la surcharge de l'estomac.

En tout cas, on continuera l'usage d'un lavement d'eau chaude par jour jusqu'au retour du malade à l'état normal (R. Tripier).

HÉMATOCÈLE PÉRI-UTÉRINE

Hématocèle commençante. — Au début des accidents, lorsqu'il y a des signes d'hémorragie interne, l'*alcool*, le *champagne*, les *applications locales de glace* sur l'abdomen ou dans le vagin pourront favoriser l'arrêt de l'hémorragie et combattre la défaillance des forces (Bouilly).

Boissons acidulées. — Limonade.

Hématocèle constituée. — Traitement médical.

La plupart des malades guérissent sous la seule influence du *repos*.

Au début, si les symptômes sont modérés, on appliquera de la *glace* sur le bas-ventre pour combattre à la fois l'hémorragie et la péritonite. La malade sera tenue au repos absolu : on videra régulièrement la vessie par le cathétérisme, et l'intestin par des *lavements* (Pozzi).

On fera de larges et fréquentes *irrigations vaginales* à l'eau bouillie ou boriquée.

HÉMATOMES

Au début, faire une *compression* énergique avec de la *ouate* et une *bande de flanelle*.

La compression ouatée a l'avantage de prévenir la mortification de la peau et de maintenir une température constante autour de la région contusionnée.

Lorsque la collection s'est en partie résorbée et que tout phénomène inflammatoire à disparu, on pratiquera des *frictions répétées* et du *massage*.

HÉMATURIE D'ORIGINE RÉNALE

Repos absolu au lit.

On appliquera des *ventouses scarifiées* sur la région rénale (6 à 10), des *ventouses sèches* sur le ventre et sur les cuisses.

On fera des *frictions sèches* sur les membres inférieurs.

On administrera des *lavements froids*.

On prescrira le *régime lacté exclusif*, au besoin le lait écrémé, salé, sucré ou aromatisé au kirsch, les laits de poule.

HÉMOPHILIE

En cas d'*hémorragie* (Voy. ce mot), faire des *irrigations chaudes* à 50° ou 55° ou *froides* à 10°.

HÉMOPTYSIE

Le malade sera placé dans une *chambre fraîche* (15°), *aérée*. On lui recommandera l'*immobilité* et le *silence*.

On lui donnera des *boissons froides*, *acides*, limonade au citron, suc de citron, vinaigre (Voy. *Hémorragies*), de la glace en petits fragments, du lait glacé, du bouillon froid, par petites doses toutes les heures.

Une à trois cuillerées à café de *sel marin*, sec ou dissous dans un peu d'eau, est quelquefois efficace pour arrêter l'hémorragie, par suite, probablement d'une action constrictive réflexe sur les vaisseaux du poumon (Nothnagel et Rossbach).

Appliquer sur le thorax des *sinapismes*, des *ventouses sèches* et parfois des *ventouses scarifiées*;

En même temps, chercher à produire une dérivation avec des *pédiluves* et des *manuluves* irritants et même à l'aide de la *ligature des membres* (Grancher).

On conçoit qu'on puisse produire une certaine dérivation, en liant modérément un ou plusieurs membres, à leur racine.

L'apport du sang artériel continuant et le retour du sang veineux étant entravé, il y a bientôt excès de liquide dans les extrémités, et par conséquent diminution dans le tronc.

La ligature des quatre membres a été proposée dans le traitement des hémorragies incoercibles (Fernel, Piorry).

Piorry conseille en outre de tenir les membres pendants et plongés dans de l'eau chaude.

R. Tripier conseille les *lavements d'eau chaude* à 45° ou 50° (Voy. *Hématémèse*).

HÉMOPTYSIE CHEZ L'ENFANT

Cadet de Gassicourt conseille le traitement suivant :

Repos absolu dans la station assise : défense de parler ou de tousser.

Lait glacé.

Ventouses sèches ou sinapismes sur la poitrine.

Applications froides aux mains.

HÉMORRAGIES

On aura recours, suivant les cas, aux moyens suivants :

Traitement externe. — *Compression.* — *Compression digitale* ou *mécanique* (hémostase provisoire).

Le *garrot de Morel* (1674) n'est autre chose qu'un lien circulaire fortement serré au moyen d'un bâtonnet que l'on fait tourner pour diminuer la longueur du lien en le tordant. On place en avant du vaisseau, entre le lien circulaire et les parties molles, une compresse graduée sur laquelle la compression est principalement exercée ; sur la partie opposée à la compresse, on met une lame de corne ou de métal afin de donner un point d'appui au bâtonnet. Cette plaque doit s'adapter sur les parties molles dans une assez grande étendue, afin d'empêcher le plissement de la peau qui peut résulter de la constriction (Jamain et Terrier). Ce garrot est extrêmement facile à improviser.

Eau chaude. — L'*eau chaude* jouit de propriétés hémostatiques remarquables — une température de 45° à 50° est nésessaire.

L'eau chaude comme hémostatique est surtout employée contre les métrorragies, puerpérales ou non, et contre les épistaxis.

L'*eau froide* est hémostatique, mais à un bien moindre degré que l'eau chaude.

L'*alcool*, le *vinaigre* sont employés comme styptiques.

Traitement interne. — Les *boissons froides* doivent être prescrites dans tous les cas d'hémorragie (*hémoptysie*, *hématémèse*, *métrorragie*, etc...).

L'*alcool* à l'intérieur est un agent très apprécié dans la médication hémostatique ; il a été vanté en particulier dans les hémorragies puerpérales liées à l'*inertie utérine*, dans les métrorragies dues à la présence de *corps fibreux*, dans l'*hémoptysie* (Gubler), le *purpura hémorragique*.

Le *vin rouge* (Bordeaux) à hautes doses est utile pour combattre les hémorragies graves et rebelles.

On peut le prescrire en lavements.

Le *vinaigre* de table pur est souvent employé comme hémostatique, non seulement à l'extérieur, mais encore à l'intérieur, à la dose de 60 à 250 grammes par jour (Trousseau et Pidoux). On l'emploie suivant les cas, pur, étendu d'eau, ou, au contraire, concentré par l'ébullition.

Le *suc de citron* s'emploie de même, soit pour l'usage externe, soit à l'intérieur, à la dose de 2 à 8 cuillerées à bouche ; les malades peuvent l'avaler pur.

Le *sel marin* à l'intérieur (une ou deux cuillerées de solution saturée) est particulièrement usité dans le traitement de l'*hémoptysie*.

L'*infusion de cannelle* (10 p. 1000) est utile comme stimulant, pour combattre la prostration générale des forces et l'*adynamie* consécutive.

Injections de sérum. — Voy. *Lavage du sang*.

Lavements chauds. — Voy. *Hémorrhagies internes*.

Lavements salés. — Ils sont particulièrement utiles

dans les grandes hémorragies et d'une administration simple et facile.

On donne d'abord un *lavement évacuateur* d'eau tiède, quelques minutes avant le lavement salé. Puis on donne le lavement suivant :

Eau tiède.........	un verre à un litre.
Sel marin........	1/2 cuillerée à café à une forte cuillerée à café.

à garder au moins une demi-heure.

On en donne un toutes les heures et même toutes les demi-heures le premier jour dans les cas graves; toutes les deux heures, le deuxième jour ; toutes les six heures, le troisième jour.

On alterne ces lavements salés avec des lavements alimentaires (2 par jour) :

Lait bouilli écrémé et tiède.........	1 à 2 verres
Jaune d'œuf......................	n° 1
Sel marin........................	1/2 cuillerée à café

On peut remplacer ces lavements de lait par des lavements de bouillon dégraissé qui sont mieux tolérés (MITOUR).

HÉMORRAGIE INTESTINALE

Il faut mettre le malade au lit, dans le *repos le plus complet* et lui faire garder la *position allongée.*

Il faut mettre sur le ventre des cataplasmes froids, des *compresses froides ou glacées*, ou plutôt, si l'on peut se la procurer, une *vessie de glace.* Cette vessie de glace, soutenue par un cerceau et ne faisant qu'effleurer la paroi abdominale, rend de grands services quand le malade est menacé d'une péritonite, comme, par exemple, au cours de la *fièvre typhoïde*. On peut également chercher à faire une dérivation sur les extrémités en appliquant de larges *cataplasmes sinapisés* sur les membres, des *ventouses sèches*, en pratiquant des *ligatures à la racine des membres* avec un lien constricteur qui empêche la circulation de retour pendant quelque temps.

Si l'hémorragie provient des parties inférieures de l'intestin on peut agir plus ou moins directement par des *irrigations rectales froides*. En faisant ces irrigations, il convient de procéder avec ménagements, sans effort, pour ne pas détacher les caillots qui se seraient formés.

R. TRIPIER conseille les *lavements chauds* (V. *Hémorragies internes*).

A l'intérieur on administrera des *boissons glacées*, la limonade citrique.

La *limonade sulfurique* du Codex est composée de 2 grammes d'acide sulfurique, 100 grammes de sirop de sucre et 900 grammes d'eau.

Le *jus de citron* peut être aussi administré.

De plus, on soutient le malade par du *café glacé*, de *l'alcool*.

On place la tête dans une position déclive pour faciliter l'irrigation cérébrale et s'opposer à la syncope.

On pratique la *compression de l'aorte* comme dans les grandes hémorragies puerpérales.

Diète liquide prolongée.

HÉMORRAGIES INTERNES

Lavements chauds (Voy. *Hématémèse*).

Le *lavement d'eau chaude* (48° à 50°) agit efficacement à distance, et pourra être employé dans tous les cas d'hémorragie interne, quel que soit leur siège, œsophage, estomac, duodenum, poumon, et même comme moyen préventif (R. TRIPIER).

HÉMORRAGIES UTÉRINES

Traitement local. — *Métrorragies légères.* — Repos dans le *décubitus dorsal*, les *cuisses fléchies*, le *bassin* légèrement *élevé*, le tronc un peu en contre-bas.

Donner des *boissons froides* et même glacées, bouillon, champagne.

Application de *glace* sur le ventre ou la vulve, *sinapismes, ligatures à la racine des membres.*

Le *café* à haute dose (cinq à six tasses) a donné des succès à Desprès dans la métrorragie.

Métrorragies graves. — Les *injections d'eau chaude* constituent le moyen le plus efficace et le plus rapide de les combattre.

Pinard proscrit absolument de la pratique l'ergot de seigle et le tamponnement vaginal, que les injections d'eau chaude peuvent remplacer dans tous les cas. — L'eau doit avoir 48°.

Injections vaginales. — On emploie un *bock* à injection et une *canule en verre* ou en caoutchouc rouge, le tout préalablement stérilisé (Voy. *Stérilisation*).

L'eau doit avoir été *bouillie* : on la laisse descendre à la température de 50°. Elle n'est guère, après avoir traversé le tube, qu'à 48° et même 45°.

La malade sera placée dans le décubitus dorsal, le siège soulevé par un bassin.

Injection intra-utérine. — Lorsque l'utérus est dilaté après l'accouchement, on porte directement ce liquide chaud au contact de la muqueuse utérine, au moyen d'une sonde intra-utérine.

Il doit y avoir *balnéation* vaginale ou intra-utérine, jamais *douche*; d'où la recommandation suivante :

LE RÉSERVOIR NE DOIT PAS ÊTRE ÉLEVÉ A PLUS DE 50 CENTIMÈTRES AU-DESSUS DU PLAN DU BASSIN DE LA FEMME.

Prendre soin au préalable d'expurger le tube, la canule ou la sonde, de l'air qu'ils pourraient contenir.

Durée de l'injection. — Elle doit être pratiquée et continuée jusqu'à ce que le liquide sorte de l'utérus aussi clair qu'il y est entré.

On renouvellera l'injection autant de fois que l'hémorragie elle-même se renouvellera.

Température du liquide injecté. — L'expérience a montré que le maximum d'action se produisait à la température de 48° à 50°. La température de choix est 48° : au-dessus de 48°, elle est mal supportée.

Nature du liquide injecté. — UN UTÉRUS ASEPTIQUE N'EXIGE QU'UN LIQUIDE ASEPTIQUE. C'est-à-dire que, si l'accouchement a été pratiqué avec les précautions antiseptiques de rigueur, si aucune intervention n'a été faite, de nature à pouvoir infecter l'utérus, on emploiera seulement l'*eau bouillie* (PINARD).

Toute injection intra-utérine sera précédée d'une injection vaginale antiseptique, pour éviter que la sonde ne transporte dans la matrice les germes septiques, qui peuvent être contenus dans le vagin.

On introduit l'extrémité de deux doigts dans le museau de tanche mou et béant, et, sur ces deux doigts, on fait pénétrer, suivant l'axe vulvaire, la sonde à injection ; à peine la sonde a-t-elle pénétré de 2 à 3 centimètres qu'on éprouve une très légère résistance, dont on triomphe aisément. On sent alors le bec pénétrer de 2 ou 3 centimètres encore, en abaissant le pavillon légèrement. Le va-et-vient du liquide s'établit immédiatement, et l'opérateur se sachant sûr d'être dans la cavité utérine, laisse en dehors plus de la moitié de la sonde.

Si, à ce moment, vous prenez l'instrument et si vous en abaissez davantage encore le manche entre les cuisses en déprimant la fourchette pour mettre le bec dans l'axe du détroit supérieur, vous éprouverez de nouveau une résistance plus marquée. Beaucoup s'arrêtent, effrayés, mais continuez sans crainte, et bientôt vous aurez la sensation réelle d'une résistance vaincue en même temps que votre sonde, avalée pour ainsi dire, disparaît presque complètement dans le vagin (VARNIER).

Tamponnement du vagin. — TARNIER conseille lorsqu'on est appelé dans un pays pauvre, sans ressources, où il n'y a ni ouate, ni gaze antiseptiques, de se procurer du *coton ordinaire*, qui n'ait pas encore servi (on en trouve chez presque toutes les couturières), ou, à défaut de coton, de l'*étoupe*. — On fait bouillir ce coton ou cette étoupe dans de l'eau phéniquée, ou encore dans de l'*eau ordinaire*, additionnée de *carbonate de soude* ou de *sel de cuisine*.

Ce n'est qu'après avoir stérilisé par l'ébullition les bourdonnets d'ouate ou d'étoupe, que l'on est autorisé à les introduire dans les organes génitaux.

Compression abdominale. — Le tamponnement utéro-vaginal auquel on a généralement recours pour combattre les hémorragies *post-partum* présente certains inconvénients, parmi lesquels figure en premier lieu le danger d'infection.

Aussi un médecin italien, M. SAVA, propose-t-il de remplacer ce procédé par la *compression de l'utérus*, exercée à travers les parois de l'abdomen à l'aide d'un bandage abdominal.

On commence par exprimer la matrice, afin de la débarrasser des caillots sanguins qu'elle peut contenir. On provoque de la sorte, sans introduire la main dans le tractus génital, la contraction de l'utérus, et, celle-ci une fois obtenue, on applique le fond de l'organe sur la symphyse pubienne, de façon que la paroi utérine postérieure se trouve dirigée en haut, manœuvre qui n'offre aucune difficulté, la matrice à l'état puerpéral étant très mobile par suite de la laxité de ses ligaments.

On place ensuite sur l'hypogastre, immédiatement au-dessus de l'utérus, des *compresses graduées*, formant une sorte de pyramide, dont le sommet est dirigé vers la colonne vertébrale et qu'on fixe avec un *bandage de corps* très serré.

Ce moyen est d'une application des plus faciles, à la portée de tous les praticiens, et ne nécessite aucun préparatif particulier.

La compression ainsi exercée stimule la surface externe de l'utérus, au lieu d'agir sur l'intérieur de l'organe, comme le fait le tampon, ce qui exclut toute chance d'infection ; elle présente, en outre, l'avantage d'augmenter l'afflux du sang aux centres nerveux.

Compression de l'aorte. — La *compression de l'aorte* est souvent utile pour arrêter les hémorragies de la délivrance, graves et foudroyantes.

La femme étant dans la position horizontale, se placer au côté droit de la malade.

Avec la main gauche, déprimer la paroi abdominale derrière et au-dessus du globe utérin, un peu à gauche, et lorsqu'on a reconnu l'aorte à ses pulsations, les trois doigts médians l'affaissent le long de la vertèbre correspondante.

Maintenir la compression pendant dix minutes. La pression n'a pas besoin d'être forte, il suffit qu'elle soit régulière (Charpentier).

Traitement général. — Toniques, *alcool*.

On obtient de merveilleux succès dans les hémorragies formidables survenant après l'accouchement en donnant des *quantités énormes* de liqueurs spiritueuses. — Suivant l'usage adopté par les médecins anglais, Campbell faisait prendre dans le courant des 24 heures jusqu'à un litre d'eau-de-vie ou de rhum, administré par cuillerées à bouche. Il faisait en outre absorber en même temps des vins de Xerès, de Madère, de Malaga.

Les femmes supportaient ces doses considérables d'alcool, sans en éprouver le plus petit inconvénient (Trousseau).

Injections de *sérum artificiel* et *lavements d'eau salée* (Voy. *Hémorragies*).

Le *bain de soleil* est souvent utile. — La malade, revêtue d'une robe noire et la tête protégée par un parasol, est étendue sur une chaise longue, placée en plein midi; la température monte à 38°, 38°5 et il se produit une sudation abondante. — Bientôt les pertes diminuent ou cessent, et la nutrition s'améliore (Terrillon).

HÉMORROIDES

Hémorroides enflammées douloureuses. — Le meilleur topique est le *cataplasme de fécule* fai aseptiquement, les antiseptiques sont inutiles. Le cataplasme doit être mis à même sur les surfaces irritées ; on l'applique tiède de préférence et on le renouvelle deux ou trois fois dans les 24 heures, ou plus souvent si les sécrétions sont abondantes et fétides.

La douleur cède presque immédiatement, et le sentiment de tension qui obsède les malades disparaît en quelques heures, le sommeil revient rapidement et souvent la tumeur diminue de volume.

Les *grands bains* et les *bains de siège* soulagent momentanément le malade, mais ce soulagement passager est souvent suivi d'une recrudescence de la poussée douloureuse (Lucas-Championnière).

Hémorroides procidentes ou étranglées. — Les *lavements chauds* et les *lotions périnéales* permanentes, avec des compresses imbibées d'eau très chaude, diminuent la tension et la douleur.

S'il y a congestion, douleur ou *hémorragie*, il faut

prescrire le repos dans la position horizontale, et recourir aux *irrigations froides* ou *chaudes* (40°).

B. TEISSIER conseille les lotions avec l'*infusion de millefeuille* à 20 p. 1000.

HÉMORROIDES EXTERNES ET DOULOUREUSES. — On pourra employer les onctions adoucissantes avec de la *crème*, du *suif*, ou de la *graisse de veau*.

Les *feuilles de pomme de terres* sont narcotiques et les cataplasmes de feuilles de pommes de terre ont été vantés pour calmer les hémorroïdes douloureuses.

De même, les *fumigations de cerfeuil.*

Lorsque la période inflammatoire est complètement passée, on a recours aux topiques astringents. La décoction, légèrement concentrée, de *feuilles de noyer*, prescrite sous forme de petits lavements, est particulièrement recommandable.

Mener une *vie active*, éviter la station assise prolongée, éviter et combattre la *constipation* (Voy. ce mot) : *purgatifs doux*, *lavements froids*. On conseillera les fruits et en particulier les *fraises*.

Il est indispensable que les hémorroïdaires aillent tous les jours à la garde-robe.

Ils devront prendre l'habitude de se présenter à la garde-robe à heure fixe.

NÉLATON recommandait que ce fût le soir, avant le coucher, afin que, pendant le décubitus de la nuit, les hémorroïdes pussent rentrer.

Pour favoriser cette selle, comme aussi pour éviter tout effort de défécation et pour tonifier le rectum, il est d'une bonne pratique de faire précéder l'exonération d'un lavement froid ou glacé.

Matin et soir, il faut au moins faire des *lotions froides* sur la région anale.

L'eau froide doit être remplacée par de l'*eau chaude*, si les hémorroïdes sont *procidentes* et tuméfiées, ou s'il existe en même temps de la *prostatite chronique*.

La *dilatation forcée de l'anus* est facile à pratiquer, pendant l'anesthésie générale, à l'aide des deux pouces introduits dans l'anus et écartés fortement jusqu'aux ischions.

HERNIE ÉTRANGLÉE

Pendant les premières 12 heures, recourir au *taxis*, s'il n'y a pas de signes d'inflammation, et à une seule reprise.

Dans la *hernie inguinale étranglée*, saisir le pédicule de la hernie de la main gauche, mettre la cuisse dans la flexion et l'abduction, et faire des pressions soutenues et alternatives dans l'axe du canal inguinal.

Lorsqu'on se trouve en présence d'une *hernie irréductible* qui résiste aux efforts du taxis progressif et qu'on ne peut pratiquer le taxis sous chloroforme, on aura recours aux moyens thérapeutiques suivants, que l'on pourra associer.

Position déclive. — C'est une pratique renouvelée d'Ambroise Paré, qui conseillait de pendre le patient par les pieds.

On se contente d'élever le siège, d'abaisser les épaules et la tête, de manière que la direction du tronc fasse un angle de 35° environ avec une ligne horizontale; si, dans cette position, on fixe les cuisses dans la flexion avec abduction, on obtient sans peine le relâchement des muscles abdominaux et on réunit ainsi, grâce à l'action de la pesanteur, les conditions les plus favorables pour la réduction spontanée des hernies, même après insuccès du taxis progressif, et cela, sans chloroforme, et sans opération sanglante. La réduction peut être obtenue en 3 ou 4 heures environ (HOUDART).

Ce procédé, tout de douceur, n'a évidemment que des avantages pour des hernies engouées, non accompagnées de vomissements stercoraux.

Mais, pour une véritable hernie étranglée, si l'on ne veut pas compromettre la solidité et la vitalité des parois intestinales, le plus sage est d'opérer sans retard.

Applications locales de glace.

Café. — On compte un certain nombre d'observations de hernies étranglées réduites facilement sous l'influence du *café* (Méplain). Cet effet est dû vraisemblablement aux contractions intestinales, qui s'éveillent sous l'influence de la caféine (Leven).

On donne le café à la dose de 100 grammes pour 5 tasses d'eau bouillante, par demi-tasse froide toutes les heures.

On peut augmenter la concentration de l'infusion et la dose à administrer.

Tabac. — La *fumée* ou la *décoction de tabac* (1 à 4 grammes pour 500 grammes d'eau) administrées en lavements pourront être utilisées avec avantage dans la hernie étranglée (Trousseau et Pidoux).

Voici la formule d'un *lavement de tabac,* à employer concurremment avec le café, contre la hernie étranglée :

Tabac à fumer...........	2	grammes
Eau bouillante............	250	—

Faire infuser une demi-heure. On ne doit jamais dépasser 5 grammes de tabac. Une *cigarette* pèse environ 2 gr.

Ventouses. — On a employé les ventouses pour la réduction des hernies étranglées, ce qu'on fait à l'aide d'un verre placé sur le ventre *à côté* de la tumeur; puis on tire avec une main sur le verre qui soulève la paroi abdominale, tandis qu'on pratique doucement le taxis avec l'autre main (George).

HERPES CIRCINÉ

On emploie avec succès les applications de *pétrole*.

HOQUET

Le hoquet cède le plus souvent aux moyens suivants:

Suspendre la respiration le plus longtemps possible.

Boire un verre d'*eau froide*.

Sucer un morceau de *sucre*, arrosé de quelques gouttes de *vinaigre*.

Inhalations de soufre brûlé : respirer la fumée d'une ou deux allumettes soufrées.

Compression du ventre.

Applications chaudes sur la région épigastrique.

Contre le *hoquet incoercible*, application du *marteau de Mayor*.

HYDARTHROSE

Les moyens à employer sont peu compliqués; ils se résument dans : immobilité, révulsion, compression (DUPLAIX).

Immobilité absolue. — Elle sera assurée par une gouttière ou des attelles, de telle façon que tout mouvement, volontaire ou spontané, de l'articulation malade soit impossible (Voy. *Fractures*).

Révulsion. — Moins nécessaire que l'immobilité, elle sera obtenue au moyen de quelques pointes de feu.

Compression.— C'est un moyen excellent. Pour la pratiquer, on entoure l'articulation de feuilles de ouate ou de rondelles d'amadou superposées, puis on serre le tout au moyen d'une bande ordinaire. Il faut refaire cette compression aussi souvent qu'il est nécessaire pour la maintenir constante.

Dans beaucoup de cas, ces moyens suffisent.

HYDROPISIES

Voy. *Anasarque.*

HYGROMA

Si l'hygroma est petit et récent, on se contentera de prescrire le *repos*, et de faire de la *compression.*

Après la période aiguë, on pratiquera du *massage.*

HYPERCHLORHYDRIE

Le *repos* physique et moral, avec une *alimentation* peu irritante, suffit souvent dans l'hyperchlorhydrie.

Le *lait* est l'aliment de choix pour combattre l'hyperchlorhydrie, mais au début du traitement il est quelquefois mal supporté.

Dans ce cas, il faut l'additionner d'eau de Vichy ou de bicarbonate de soude à haute dose, et *surtout* le prendre *lentement*, c'est-à-dire par gorgées espacées, soit un tiers de litre en 15 ou 20 minutes (MANQUAT).

Le Dr AKIMOVITCH-PERETZ conseille d'ingérer chaque jour 100 grammes de *beurre* avec du pain, immédiatement avant le repas.

Tous les symptômes morbides (douleurs gastriques, vomissements, constipation) s'amendent rapidement sous l'influence de ce régime et le patient augmente de poids.

LeGendre conseille l'hydrothérapie tiède, *bains de siège, douches tièdes* prolongées, etc.

Contre la *douleur*, on se contentera autant que possible de moyens tout à fait inoffensifs, tel que les *applications chaudes*, les *bains chauds*, les *douches chaudes* (Mathieu).

Bovet rcommande les applications de *compresses froides* sur la région épigastrique; il a eu maintes fois recours à ce moyen, et il lui doit de nombreux succès.

Voy. *Dyspepsie motrice et sécrétoire.*

HYPERHIDROSE PLANTAIRE

Prescrire des *bains de pieds froids astringents* (infusion de feuille de noyer), matin et soir.

Saupoudrer l'intérieur des bas ou des chaussettes avec de la *poudre d'amidon.*

Porter des *chaussures d'étoffe.*

HYSTÉRIE

Lorsqu'un hystérique a une attaque, il faut le placer immédiatement sur un lit autour duquel on puisse tourner avec facilité, ou sur un matelas placé à terre au milieu d'une chambre. Il faut le débarrasser de tous les vêtements ou des liens qui peuvent gêner la respiration et la circulation.

Puis on fait des *aspersions d'eau froide* sur la figure, on flagelle le visage avec un linge trempé dans l'eau froide, ou bien encore on fait avaler une grande quantité d'*eau froide*, en faisant boire le malade *à la régalade*.

Voici comment procédait Cruveilhier :

Au moment où les mâchoires cessent d'être contractées, il introduisait le bord d'une *cuiller* qui maintenait la bouche entr'ouverte, puis, saisissant une *bouteille* pleine d'eau, il versait, d'une façon continue, l'eau d'une certaine hauteur dans la bouche des malades.

Les premières gorgées sont le plus souvent rejetées, mais le spasme de la gorge cesse, le malade peut avaler et se réveille. Jamais, dans ces cas, l'eau ne pénètre dans le larynx (Dujardin-Beaumetz).

On conseille de faire des *inhalations* de substances odorantes les plus diverses ; vieux cuir, chandelle qui s'éteint, lampe à demi-éteinte, etc..., surtout d'*éther*, si on en a sous la main.

Si l'attaque se prolonge, il faut *comprimer une des zones hystéro-frénatrices*, si on les connaît d'avance.

Si on ne les connaît pas, il faut essayer la compression successive de chacun des deux *ovaires*, ou des deux *fosses iliaques*, ou des deux *testicules*.

Mieux encore, appliquer les doigts sur les paupières fermées du malade, tâcher de maintenir ainsi le malade et d'obtenir le calme et le *sommeil hypnotique*.

Ordonner alors le repos; le réveil a lieu sans crise et la disparition des attaques est totale et définitive (Grasset).

S'il y a une période d'excitation, on administrera des *bains chauds* ou *tièdes prolongés*, pendant une, deux, quatre, six et huit heures. On doit avoir soin de maintenir pendant ce temps la température de l'eau au même degré.

On augmente l'action thérapeutique de ces bains en y ajoutant des infusions de plantes aromatiques, comme le tilleul (Dujardin-Beaumetz).

On prescrira un *bain de tilleul* à 37°, d'une heure ou d'une heure et demie, répété tous les jours. On ajoute au bain l'infusion suivante :

Fleur de tilleul....................	300 gr.
Eau bouillante....................	2000 —

On conseille aux hystériques l'usage du *cresson.*

HYSTÉRO-ÉPILEPSIE

Compression ovarienne. — Dans certains cas, il y a douleur ovarienne nette et aura partant de ce point.

Quand l'accès s'est produit, que la femme est par terre sur un matelas, le médecin met un genou en terre et plonge le *poing fermé* dans la fosse iliaque qui est le siège de l'ovarie. Faire appel à toute sa force pour vaincre la rigidité des muscles abdominaux. Cette résistance une fois vaincue, quand on a pénétré dans le bassin, la sédation se manifeste : quelques mouvements de déglutition se produisent et les muscles reviennent en résolution.

Maintenir la compression pendant quelques minutes, et alors l'attaque est bien réellement terminée ; sinon, on pourrait recommencer.

Chez toutes les malades, l'effet n'est pas aussi complet ; chez quelques-unes, l'attaque est seulement modifiée, mais toujours en bien (Charcot).

ICTÈRE CATARRHAL

Krull a préconisé contre cette affection les *lavements d'eau froide.* Il prescrit toutes les heures un lavement à 10°, d'un à deux litres ; l'injection doit être poussée lentement et gardée le plus longtemps possible. La guérison pourrait survenir au bout de sept lavements.

Les *boissons aqueuses* à doses réitérées sont très utiles (Piorry).

Le *suc de citron* à la dose de 45 à 90 grammes, dans de l'eau sucrée, donné par cuillerées toutes les heures, est préconisé par Frerichs.

Exciter les fonctions de la peau par des *frictions*, des *bains*.

IMPÉTIGO CHEZ LES ENFANTS LYMPHATIQUES

Chaque jour, deux ou trois fois par jour, l'enfant sera baigné, s'il souffre, dans un *bain de son*, et si l'impétigo est torpide, dans un bain de *feuilles de noyer*, additionné de *lie de vin* (300 à 500 grammes).

La nuit, cataplasme de fécule en gelée molle, froid.

Dans l'intervalle des bains, on fera des *onctions* avec le mélange suivant :

Eau de chaux...............	ãã 20 grammes.
Huile d'amandes douces.......	

On conseille les lotions avec l'eau de têtes de *camomille* ou de fleurs de *sureau*.

On peut faire des lotions antiseptiques et panser avec des compresses imbibées d'une solution de *laurénol* n°1 à 3 p. 100.

INAPPÉTENCE

Voy. *Anorexie*.

INCONTINENCE D'URINE CHEZ LES ENFANTS

1° Prendre les malades par la douceur, pour les habituer à uriner à intervalles réguliers ;

2° Depuis l'après-midi, sevrer les enfants de toute boisson, même au repas du soir, qui se composera d'aliments solides ; éviter les boissons gazeuses ou alcooliques et le café ;

3° Réglementer les mictions toutes les deux ou trois heures et faire uriner avant le coucher ;

4° Coucher le malade dans une attitude telle que l'urine arrive le plus tard possible au contact de l'orifice interne de l'urètre, siège du réflexe qui fait contracter les parois de la vessie, en exhaussant le pied du lit au-dessus du niveau de la tête (MENDELSOHN).

INDIGESTION

Provoquer les vomissements par l'*ingestion d'eau tiède* et la *titillation de la luette.*

Donner ensuite des *boissons chaudes;* thé au rhum, camomille, etc...

Administrer un *lavement laxatif* et faire des *applications chaudes* sur le ventre.

INFECTION URINAIRE

Voy. *Lithiase rénale.*

INSOLATION

Coucher le malade à l'ombre; le débarrasser des vêtements, qui peuvent gêner la respiration et la circulation.

Appliquer des compresses d'*eau froide* sur la tête. Flageller la face avec un linge mouillé.

Pratiquer la *respiration artificielle,* des *tractions rythmées de la langue.*

Frictionner vigoureusement les membres.

Donner un *lavement de café noir alcoolisé.*

INSOMNIE

Aux *dyspeptiques,* aux *nerveux* et aux *neurasthéniques,* on conseillera de ne se coucher que 3 heures après le repas du soir, qui sera peu copieux, composé d'aliments choisis et légers, et suivi d'un exercice modéré.

Le thé, le café, l'alcool, le tabac seront interdits.

La *bière*, le *houblon* passent pour faciliter le sommeil.

La chambre sera dépourvue de tentures, bien aérée; au besoin on laissera la fenêtre entr'ouverte.

Le lit et l'oreiller seront de préférence durs.

On a conseillé le *houblon* en oreiller pour les personnes atteintes d'insomnie (Dorvault).

Le lever sera matinal, même si la nuit a été mauvaise, suivi d'une *douche* ou d'une *affusion froide.*

Les *bains tièdes*, en particulier les bains de *son*, de *tilleul*, pris à la fin de l'après-midi, sont très efficaces.

Aux neurasthéniques, on conseille le *massage général* pratiqué le soir, au lit.

Traitement de Learned. — Le patient s'étend d'abord tout de son long de la tête aux pieds. Il soulève alors un peu la tête d'un ou deux centimètres et respire lentement et profondément, en faisant environ huit inspirations par minute, et il les compte.

Au bout d'une vingtaine d'inspirations, la tête qui commence à s'alourdir est reposée sur le lit.

Le patient, tout en continuant à se raidir en long et à compter ses inspirations, lève le pied droit, puis le laisse retomber quand il est fatigué.

Même manœuvre pour le pied gauche.

Il laisse alors reposer les muscles qui font effort pour raidir le corps et se soulève tout entier, de manière qu'il ne prenne appui que sur la tête et sur les talons.

Puis le malade se retourne sur le côté droit, et reprend toute la série des exercices précédents. Il recommence ensuite sur le côté gauche.

Il y a ainsi huit positions successives à prendre,

pendant lesquelles on ne cesse de faire manœuvrer ses muscles.

Si, le cycle achevé, le sommeil n'est pas venu, tout est à recommencer, autant de fois qu'il est nécessaire.

INSOMNIE CHEZ LES ENFANTS

Exercices physiques soutenus et progressifs; marche à pied, matin et soir.

Matin et soir, applications du drap mouillé, suivi d'enveloppement dans un peignoir de molleton et d'une sieste d'une heure au lit.

Au début, si l'enfant est irritable, on pratiquera des lotions tièdes à 30° ou l'enveloppement à cette même température.

Tout travail intellectuel sera suspendu.

Le soir, l'enfant sera couché le plus tard possible, pour provoquer le sommeil.

Si l'insomnie persiste, faire lever et promener l'enfant une demi-heure, puis le recoucher (Dauchez).

INSTRUMENTS

Le médecin doit toujours avoir sur lui une *montre à secondes* et un *thermomètre* à maxima.

Le médecin de campagne doit avoir à sa portée les instruments suivants :

Aiguille à suture de Reverdin, fil d'argent et tube de soie stérilisée, pour sutures et ligatures;

Aspirateur Dieulafoy ou *Potain* (hémarthrose, hydrocèle, pleurésie, ponction de la vessie, etc.);

Bande hémostatique d'Esmarch (elle peut être remplacée à la rigueur par un fort tube en câoutchouc suffisamment long);

Bistouris;
Bock laveur (entéroclyse, injections, lavements). Voy. *Irrigation;*
Canules et *dilatateur pour trachéotomie;*
Canule en verre pour injections vaginales;
Ciseaux;
Couteau à amputation;
Forceps;
Lancettes pour saignée;
Pinces hémostatiques;
Pince à col et pince à pansements utérins;
Rasoir;
Scie à amputation;
Seringues à injections hypodermiques, de un et de dix centimètres cubes;
Sonde cannelée;
Sondes de Nélaton moyenne et grosse (cathétérisme, entéroclyse et lavage de l'estomac chez les enfants, tamponnement des fosses nasales (Voy. *Epistaxis*);
Sondes urétrales d'homme et de femme;
Sonde utérine;
Speculum;
Stylet;
Tube siphon laveur de Faucher (Voy. *Lavage de l'estomac*).
Voy. *Opérations, Stérilisation.*

INTERTRIGO

Faire des lavages avec la décoction d'*écorce de chêne* (50 à 60 grammes pour 1000 d'eau) et saupoudrer avec de la *fécule de pommes de terre* ou de la *farine*.

Chez les enfants, prescrire des *soins de propreté* très rigoureux.

Changer les linges de l'enfant chaque fois qu'ils sont souillés par les urines ou les matières fécales.

Laver les enfants à l'eau tiède, à la décoction de *feuilles de noyer,* bien essuyer et poudrer avec de la *fécule de pommes de terre* ou de la *poudre d'amidon.*

Donner des *bains de son,* et des *bains d'amidon.*

INTOXICATIONS

Voy. *Empoisonnements.*

IRRIGATIONS

Pour faire une irrigation, il suffit de disposer d'un *tube en caoutchouc* assez long, dont une extrémité plongera jusqu'au fond du vase contenant le liquide de l'irrigation, et qu'on fera fonctionner comme siphon.

Voici, d'après le Dr Beugnies (de Givet), le moyen d'improviser à peu de frais le plus simple *siphon médical :*

On prend un *tube de caoutchouc* de 1m 20 calibré à 3 ou 5 millimètres. On dispose à distance convenable deux petits circulaires de fil.

On emprunte, d'autre part, une *épingle à cheveux* dont on recourbe les branches en A majuscule. On suspend le tube par ses circulaires dans les boucles des branches et l'on porte l'appareil sur le récipient rempli de l'eau qui doit servir à l'irrigation.

L'aspiration buccale, ou mieux un *trayage* du tube par les doigts, amorce le système et tout est dit.

On pourrait, à la rigueur, se contenter d'un *grand*

entonnoir en verre ou en métal, auquel on adapterait le tube en caoutchouc.

IVRESSE

Évacuer l'alcool restant dans l'estomac en provoquant le vomissement par la *titillation de la luette.*

Donner ensuite un forte infusion de *thé* ou du *café* fort et chaud (50 grammes de café pour 500 gr. d'eau).

Cent grammes de *sel* (le contenu environ de deux salières), administrés d'un seul coup dans les cas d'ivresse sont le remède le plus commode et le plus simple (Maisonneuve).

Si l'on a sous la main de l'*alcali volatil* (ammoniaque), on donnera la potion suivante :

Infusion de café	125 grammes
Sucre	30 —
Sel marin	4 —
Alcali volatil	X à XX gout.

En deux fois, à un quart d'heure d'intervalle.

Le *bain froid* et même la simple *immersion des mains dans l'eau froide* passent pour être des remèdes efficaces contre l'ivresse.

Si l'individu est dans le coma, on appliquera de la *glace* sur la tête, des *sinapismes* aux mollets, des *ventouses* sèches en grand nombre ; on pratiquera des *frictions stimulantes.*

On administrera des *lavements de café* et on aura recours, s'il est nécessaire, aux *tractions rythmées* de la langue.

S'il y a du délire, on isolera le malade, on le placera dans une chambre obscure où rien ne pourra exciter ses sens ; — on lui donnera des *bains tièdes pro-*

longés : 1 h. 1/2 à 2 h., à 35°, — une compresse d'eau fraîche étant maintenue sur la tête.

On donnera des infusions diurétiques et du lait (Voy. *Delirium tremens*).

JAUNISSE

Voy. *Ictère.*

LARYNGITE AIGUE

Garder le repos à la chambre, dans une *atmosphère humide.*

Envelopper le cou avec de la *ouate,* éviter de parler à voix haute, et ne parler à voix basse qu'autant qu'il est nécessaire.

Trois fois par jour, pendant 10 ou 12 minutes, pratiquer une *inhalation de vapeur d'eau* pure, ou mieux en employant une infusion de plantes aromatiques (tilleul, sureau, lavande).

Un *bol,* recouvert d'un *entonnoir* renversé, constitue un inhalateur parfait.

Prendre trois fois par jour une tasse de *tisane* ou de *lait* bien chaud.

Prendre, chaque soir, un *bain de pied* chaud, sinapisé, d'un quart d'heure.

LARYNGITE AIGUË DE L'ENFANCE

Traitement local. — Le meilleur traitement de la laryngite aiguë consiste, dans les cas légers, à faire des *inhalations de vapeur d'eau,* et à prescrire des *pédiluves sinapisés.*

Dans les cas plus intenses, on fera au-devant du cou

des applications fréquentes avec une *éponge imbibée d'eau chaude*.

Ce sont là les moyens thérapeutiques à opposer aux cas simples.

Mais lorsque, à l'élément inflammatoire s'associe l'élément spasmodique, les enfants doivent être, en outre, placés dans une chambre grande, spacieuse, suffisamment chauffée.

On ne dépassera pas 15° à 18° centigrades.

L'air sera renouvelé avec une grande régularité, au moins 2 ou 3 fois par jour.

Pendant la saison d'été, l'aération pourra être faite par l'entr'ouverture continue de la fenêtre.

L'air sera chargé de *vapeur d'eau*.

En pénétrant dans le larynx et dans les voies aériennes, la vapeur d'eau suffit assez souvent, à elle seule, à modérer, et même à apaiser le spasme phréno-glottique, en délayant les mucosités, en facilitant leur expulsion et aussi en modifiant le réflexe spasmodiqne par le contact incessant d'un air très chargé d'humidité avec la muqueuse laryngée et les terminaisons nerveuses. L'action curative de la vapeur d'eau est très évidente et constante, dans les laryngites aiguës spasmodiques non diphthériques.

Dans la clientèle particulière, la meilleure disposition pour obtenir la sursaturation par la vapeur de l'air respiré par le malade consiste à organiser un dispositif spécial, appelé *tente de vapeur*.

L'enfant est couché dans un lit ou dans un berceau. Le lit ou le berceau est couvert d'un rideau, qui peut avantageusement être remplacé par un drap.

A côté du berceau, est solidement fixée, afin d'éviter qu'elle ne renverse, une bassine d'eau bouillante maintenue en ébullition à l'aide d'une lampe à alcool. La vapeur d'eau s'accumule au-dessous du rideau, où elle sature peu à peu l'air respiré par l'enfant. Telle est la disposition d'une tente de vapeur organisée à domicile.

Il faut avoir soin de ne pas enfermer le patient en le calfeutrant trop sous la tente de vapeur; alors la respiration, au lieu d'être facilitée, serait rendue pénible. Il est nécessaire, au contraire, que l'aération soit aussi complète que possible.

Enfin, il faut surveiller attentivement, avec ce dispositif, d'une part le renversement de la bouilloire, et aussi le foyer, qui pourrait communiquer le feu au lit du malade.

On pourra donner chaque jour un *bain tiède*, en ajoutant à l'eau du bain, l'infusion suivante :

Tilleul avec bractées....................	50 gr.
Eau bouillante.........................	1 litre

On replacera l'enfant au lit après le bain et on lui enveloppera les jambes de bottes d'ouate.

TRAITEMENT GÉNÉRAL. — Les enfants un peu grands prendront des *toniques* (GLOVER ET VARIOT).

Enveloppement froid. — Dans les laryngites aiguës, LE GENDRE prescrit *l'enveloppement froid du thorax.*

On prend une pièce de gaze, pliée en huit doubles, ou une compresse d'une hauteur suffisante pour aller de l'ombilic au sommet du thorax, et assez longue pour faire le tour du thorax, au moins une fois. On la trempe dans de l'eau à la température de la chambre, et on l'applique autour du thorax après l'avoir exprimée; on enroule par-dessus un morceau de tissu inperméable de mêmes dimensions.

Au bout de quelques minutes, la dyspnée, l'agitation, la toux diminuent considérablement, et en quelques heures la congestion se dissipe.

L'enveloppement peut être prolongé plusieurs jours de suite et on doit y revenir à chaque nouvelle atteinte congestive.

LARYNGITE CHRONIQUE GOUTTEUSE

Elle cède souvent à des *topiques très chauds* placés sur le cou, à des inspirations nasales *d'eau* légèrement *salée* et aussi *chaude* que possible.

Elle est améliorée par les *gargarismes très chauds*.

Le meilleur de ces gargarismes peut être fait avec du *vin* additionné d'une *infusion de cannelle,* qui le rend astringent et qui doit être employé aussi chaud que le malade pourra le tolérer.

Tous les symptômes cèdent en général très rapidement (Bonnier).

LARYNGITE STRIDULEUSE (FAUX CROUP)

Trousseau recommande la pratique de Graves, qui consiste à appliquer pendant 10 à 15 minutes au devant du cou de l'enfant, une *éponge trempée dans de l'eau excessivement chaude*, à une température toutefois insuffisante pour produire la brûlure, et légèrement exprimée.

Cette opération amène vers la peau une sorte de fluxion, sous l'influence de laquelle l'oppression cesse ordinairement d'une façon remarquable, tandis que la toux perd de sa raucité. Indépendamment de sa puissance, cette médication est d'une merveilleuse simplicité, et à elle seule elle suffit ordinairement pour faire cesser les accidents, sans qu'il soit besoin d'avoir recours aux vomitifs ou à tout autre moyen (Trousseau).

Le Gendre conseille l'*enveloppement hydropathique* du thorax (Voy. *Laryngite aiguë de l'enfance*).

Peter conseille l'*inhalation de vapeur d'eau.*

C'est un moyen bien simple, qui finit souvent par triompher des accidents les plus menaçants :

On place, autour du berceau de l'enfant, sur des sièges élevés ou sur des tables, de façon qu'elles soient au niveau de son lit, trois ou quatre grandes cuvettes pleine d'eau bouillante, et on enferme tout le système dans les rideaux du lit.

Prescrire des *boissons chaudes.*

LAVAGE DE L'ESTOMAC

Il est assez facile d'improviser l'instrumentation nécessaire.

Il suffit d'avoir un *tube en caoutchouc* souple de 1 m. 50 de long environ et de 8 à 12 millimètres de diamètre.

A 40 centimètres de l'extrémité à introduire, on fera une marque indiquant la profondeur maxima à laquelle on devra le faire pénétrer.

A un centimètre de cette extrémité, on pratique avec des ciseaux une ouverture latérale de 5 millimètres de large sur 10 de long, destinée à suppléer à l'ouverture terminale, si celle-ci venait à être oblitérée.

A l'autre extrémité du tube, on fixe un *entonnoir* quelconque en verre ou en métal.

Pour faciliter le glissement du tube, on le trempe dans du *lait* ou dans de l'*huile.*

Une fois le tube introduit, on remplit l'entonnoir d'eau bouillie; puis lorsque le liquide touche à sa fin, on abaisse vivement l'entonnoir, de façon que le tube reste plein de liquide.

On réalise ainsi les conditions d'un siphon, et l'on peut faire écouler le liquide stomacal dans une cuvette.

LAVAGE DU SANG

(Injection sous-cutanée de sérum artificiel)

Le liquide d'injection le plus simple et le plus pratique est la solution de chlorure de sodium, de *sel de cuisine*, à 7 pour 1000, dont on obtiendra l'asepsie par l'ébullition pendant un quart d'heure.

Le lavage du sang étant une méthode d'urgence, l'appareil le plus simple, le plus facile à improviser est le meilleur.

Un *bock laveur émaillé*, un *tube de caoutchouc* rouge de 1 mètre 1/2 de long, une *aiguille Potain* n° 2 représentent le minimum d'instrumentation.

On peut, à la rigueur,se servir d'une *seringue de Roux* d'une capacité de 50 cent. cubes; en ayant soin de laisser l'aiguille en place, on recharge l'instrument autant de fois qu'il est nécessaire (Lejars).

On peut même opérer avec une *seringue de Pravaz* (Capitan).

Partout où vous serez, il y a une *casserole, de quoi faire bouillir de l'eau* et du *gros sel*.

Nettoyez aussi soigneusement que possible votre casserole, versez-y de l'eau, et mettez sur le feu, après avoir ajouté,pour la valeur d'un demi-verre d'eau, une forte pincée de gros sel. Soufflez le feu et faites bouillir aussi vite que possible. Pendant que l'eau chauffe, aspirez plusieurs fois dans votre seringue munie de son aiguille, et videz-la.

Laissez bouillir quelques minutes, et lavez encore votre seringue de la même façon avec cette eau bouillante.

Retirez alors la casserole du feu.

Si vous en avez le temps, laissez-la refroidir, couverte d'une soucoupe que vous aurez, au préalable, laissée un instant au-dessus du feu pour la stériliser.

Si l'état du malade ne le permet pas, refroidissez votre eau. Pour cela, versez-en d'abord un peu dans un verre très propre, agitez-la, puis rejetez-la ; transvasez alors successivement de la casserole dans le verre, et vice versa.

Lorsque votre eau est refroidie vers 40-45°, lavez-vous soigneusement les mains. Faites-vous verser sur les doigts un peu d'*eau-de-vie*.

Trempez alors un linge bien propre dans l'eau-de-vie et frottez fortement l'aiguille de la seringue.

Ensuite, avec ce même linge, nettoyez soigneusement la place que vous aurez choisie, soit le flanc, soit la fesse, soit, de préférence, la partie antéro-externe de la cuisse.

Remplissez alors votre seringue, et après avoir fait un fort pli à la peau, enfoncez votre aiguille perpendiculairement à la surface cutanée, et tout entière.

Elle sera ainsi là où elle doit être, dans le tissu cellulaire sous-cutané.

Poussez rapidement votre injection.

Puis enlevez la seringue en laissant l'aiguille en place, remplissez-la et faite une nouvelle injection : continuez de la même façon.

Incontestablement ce n'est pas amusant d'injecter ainsi 20, 40, 80 seringues. On y arrive pourtant assez vite. Il est possible d'injecter quatre à cinq seringues par minute.

L'absorption se fait presque au fur et à mesure. Il ne reste qu'un œdème minime, facile à faire disparaître par un léger massage.

On peut donc ainsi en une demi-heure injecter 100 gr. d'eau salée ; ordinairement la moitié suffit pour une fois et permet d'obtenir déjà des résultats appréciables.

On peut d'ailleurs recommencer 2 ou 3 heures après.

Quand l'injection est finie, un linge propre, au besoin un peu de compression suffisent (CAPITAN).

Quel que soit l'appareil dont on se sert, il doit être soigneusement stérilisé par l'ébullition dans l'eau salée.

Le sérum doit avoir de 38 à 40°.

On en injecte, suivant les cas, 100 à 250 grammes à la fois.

L'injection doit être faite très lentement.

A défaut de toute instrumentation, et dans un cas pressant (*hémorragie*), on aura recours aux *injections rectales* d'eau salée.

Voici comment il faut procéder : le malade étant couché, on lui donne un lavement chaud de 500 grammes d'eau salée.

On le renouvelle toutes les trois heures en injectant 200 ou 400 grammes à la fois, suivant la tolérance individuelle du patient. Certains malades supportent en effet, moins bien que d'autres, le contact de l'eau salée dans le gros intestin.

Il faut tâcher de faire absorber 3 litres en 24 heures.

Sous l'influence de cette médication, le pouls se relève, les urines sont abondantes, la soif diminue, comme avec les injections massives de sérum (PAUCHET).

LAVEMENTS

L'appareil le plus simple et le plus commode est le *bock à injections*, qu'on élève plus ou moins suivant les besoins.

Un simple *tube en caoutchouc*, et un grand *entonnoir* pourront suffire à la rigueur.

Pour pratiquer l'*entéroclysme*, il faut faire pénétrer dans le rectum aussi haut que possible un tube en caoutchouc suffisamment rigide.

LAVEMENTS ALIMENTAIRES

Voy. *Hématémèse* et *Ulcère de l'estomac.*

LAVEMENTS HUILEUX

Voy. *Coliques hépatiques.*

LEUCORRHÉE

On ordonnera des *lotions* et des *injections* d'eau bouillie, chaude, d'eau boriquée, ou mieux avec une solution de *laurénol* n° 1, à 3 pour 100, dans l'eau bouillie; des bains d'amidon ou de son.

On emploiera également les lotions et les injections avec une infusion de *feuilles de noyer* (50 pour 1000).

Avec une décoction d'*écorce de chêne* (60 pour 1000).

Avec une infusion d'*eucalyptus* ou de *cannelle.*

Ou des injections de *vin rouge* chaud.

LITHIASE BILIAIRE

Voy. *Colique hépatique.*

LITHIASE RÉNALE

(Colique néphrétique, pyélite, pyélo-néphrite, infection urinaire).

Chez les sujets atteints de *colique néphrétique*, de *pyélite* ou de *pyélo-néphrite*, il est d'usage d'utiliser l'action favorable qu'une diurèse abondante exerce sur ces états pathologiques et de prescrire au malade de *boire beaucoup*, afin d'augmenter la quantité des urines.

On prescrit d'ordinaire les eaux minérales alcalines.

D'après T. Rovsing (de Copenhague), il est préférable de remplacer les eaux alcalines par l'*eau pure*. On ordonne au malade de boire, chaque jour, un litre et demi à deux litres d'eau bouillie.

On obtient ainsi une sorte de lavage continu des voies urinaires par l'urine fortement diluée.

LOMBRICS

Voy. *Vers intestinaux*.

LUMBAGO

Suivant Schreiber, le repos retarde la guérison.

Massage. — Martin affirmait que l'on peut guérir le *lumbago* et le *torticolis* récents en une seule séance de massage. « A tout malade atteint de douleurs musculaires récentes, le médecin peut dire : lève-toi et marche. Presque toujours le malade pourra exécuter l'ordre après la première séance. »

Il faut commencer par des manœuvres douces, en augmenter progressivement la force et arriver à *malaxer*, *pétrir*, *hacher* les muscles (Schreiber).

On y joindra les mouvements passifs et surtout les mouvements actifs.

Si, pendant le traitement, la fièvre survient, on le suspendra ; mais, au début, Schreiber conseille de l'instituer, malgré la fièvre, qui cédera au massage.

Dans le cas de rhumatisme musculaire, les frottements et les frictions peuvent se faire dans toutes les directions (Manquat).

Les *onctions* avec de l'huile d'olives chaude sont utiles.

On conseille les *fumigations* excitantes de *baies de genièvre :* on en met une poignée dans une bassinoire garnie de charbons bien rouges et on la passe entre les draps.

LYMPHANGITE

Pansement à l'alcool. — Voy. *Panaris.*

LYMPHATISME

Voy. *Scrofule.*

MARTEAU DE MAYOR

Voy. *Vésicatoire.*

MÉDICAMENTS

Notre pharmacopée, trop riche en remèdes inutiles, a besoin d'être simplifiée et la thérapeutique peut se faire avec vingt médicaments (HUCHARD).

Voici les vingt médicaments que le médecin de campagne devra toujours avoir sous la main.

Arsenic.

Modificateur de la nutrition, eupnéique.

Liqueur de Fowler (un demi-milligramme d'arsénite de potasse par goutte) :

Chez l'adulte. II à XVI ou XX gouttes par jour;

Dans la seconde enfance, au-dessus de 5 ans.

II à X gouttes par jour;

Commencer par une dose faible, qu'on élève progressivement, afin d'obtenir la tolérance ; débuter par II à IV gouttes de liqueur de Fowler, augmenter de II à IV gouttes par jour, jusqu'à concurrence de XVI à XX gouttes au maximum.

Diminuer peu à peu en suivant une progression inverse ; diminuerde II à IV gouttes par jour jusqu'à cessation, pour éviter l'accumulation tout en maintenant le malade sous l'influence du médicament.

Interrompre 10 à 15 jours, puis reprendre.

Interrompre la médication au premier signe d'intolérance : troubles digestifs, diarrhée, céphalalgie, constriction de la gorge, fièvre.

Indications. — Anémie, anorexie, asthme, chorée, épilepsie, fièvres intermittentes, maladies de la peau (eczema, psoriasis), tuberculose, tumeurs malignes (lymphome), etc.

Belladone et Atropine.

Narcotique, antispasmodique, antisudoral.

Teinture de belladone :

Chez l'adulte	V à XXX	gouttes par jour

Chez les enfants :

De 0 à 15 mois ...	1/2 à III	gouttes	par jour.
De 15 mois à 3 ans.	III à V	—	—
De 3 à 5 ans	V à X	—	—
De 5 à 10 ans	X à XV	—	—

Fractionner les doses.

Indications. — Asthme, chorée, constipation, coqueluche, épilepsie, incontinence d'urine, spasmes, sueurs nocturnes des phtisiques, toux, etc.

Bromure de potassium.

Sédatif, antispasmodique.

On se servira de la solution suivante, facile à préparer :

Bromure de potassium	20 grammes
Eau distillée..................	300 —

qui contient 1 gramme de bromure par cuillerée à soupe.

Chez l'adulte, on donne 2 à 12 grammes de bromure par jour.

Chez les enfants :

De 0 à 3 mois...	0 gr. 05 à 0 gr. 10	par jour
De 3 à 6 mois...	0 — 10 à 0 — 30	—
De 6 m. à 2 ans.	0 — 30 à 0 — 40	—
De 2 à 5 ans....	0 — 40 à 2 —	—
De 5 à 10 ans...	1 — à 4 —	—

Indications.—Agitation, asthme, chorée, contractures, coqueluche, éclampsie puerpérale, éclampsie saturnine, épilepsie, érections douloureuses de la blennorragie, hystérie incontinence d'urine, insomnies nerveuses, migraine (à dose massive, 3 à 4 gr. au début de l'accès), névralgies, spasmes, palpitations, toux, etc...

Caféine.

Tonique du cœur, stimulant, diurétique.

Solution titrée pour injections hypodermiques :

Benzoate de sodium................	2 gr. 95
Caféine...........................	2 — 50
Eau distillée q. s. pour 10 c. cubes.	

1 c. cube contenant 0,25 centigrammes de caféine.

Chez l'adulte.....	0 gr. 25 à 2 gr.	par jour

Chez les enfants :

De 0 à 15 mois..	0 gr. 05 à 0 gr. 15	par jour
De 15 m. à 3 ans.	0 — 15 à 0 — 20	—
De 3 à 5 ans...	0 — 20 à 0 — 30	—
De 5 à 10 ans...	0 — 30 à 0 — 50	—

Indications. — Adynamie, cardiopathies, pneumonie des vieillards, etc.

La caféine est indiquée comme tonique du cœur, diurétique, stimulant du système nerveux, quand il y a hypotension vasculaire.

Contre-indications.— Elle est *contre-indiquée* quand il y a hypertension artérielle (Huchard).

Calomel.

Purgatif, antiseptique, diurétique.

Le médecin aura toujours des paquets de calomel tout préparés de 0,01 centigramme de 0,05 centigrammes et 0,10 centigrammes.

On donne le calomel mélangé à du sucre dans un peu d'eau, de lait ou de miel.

Comme *purgatif* et *Cholagogue*, on donne le calomel aux doses suivantes :

Adultes.... 0 gr. 30 à 1 gr. en une seule dose.

Les enfants tolèrent le calomel mieux que les adultes :

	par jour en une dose.
De 6 à 15 mois...........	0 gr. 05 à 0 gr. 10
De 15 mois à 3 ans........	0 — 10 à 0 — 20
De 3 à 5 ans..............	0 — 20 à 0 — 30
De 5 à 10 ans.............	0 — 30

Comme *antiseptique intestinal* et comme *diurétique*, on donne le calomel à doses faibles et répétées.

Pour les enfants :

De 6 à 15 mois.	1/2 cent.	3 à 5 fois	à 1 h. d'intervalle
De 15 m. à 3 ans	1 cent.	5 à 6 fois	—
De 3 à 5 ans..	2 —	4 à 5 —	—
De 5 à 10 ans.	3 —	5 à 6 —	—

Indications. — Choléra, diarrhées infectieuses, fièvre typhoïde, hydropisies cardiaques, etc...

Chloral.

Hypnotique, sédatif.

Sirop de chloral. Le sirop de chloral renferme 1 gramme de chloral pour 20 grammes de sirop, à peu près 1 gramme par cuillerée à soupe, 0 gr. 50 centigrammes par cuillerée à dessert, et 0 gr. 25 centigrammes par cuillerée à café.

On donne le chloral aux doses suivantes :

Chez l'adulte............... 1 à 5 gr. par jour

Chez les enfants :

De 0 à mois.....	0 gr. 05 à 0 gr. 20	par jour
De 6 mois à 1 an.	0 — 20 à 0 — 50	—
De 1 à 2 ans....	0 — 50 à 0 — 60	—
De 2 à 6 ans....	0 — 60 à 1 —	—
De 6 à 12 ans...	1 — à 2 —	—

Il sera bon d'avoir sous la main une *solution d'hydrate de chloral* dans l'eau distillée à 10 pour 100, qui servira à préparer soit des lavements soit des solutions antiseptiques (4 pour 100).

Indications. — Chorée, convulsions urémiques, délire, douleurs utérines, éclampsie puerpérale (4 à 10 grammes en 24 heures), excitation alcoolique, insomnies nerveuses, tétanos (8 à 12 grammes par jour).

Digitaline.

Tonique du cœur, diurétique.

Solution de digitaline cristallisée de Nativelle au millième : un gramme de solution ou cinquante gouttes renferment un milligramme de digitaline.

On donne chez l'adulte cinquante gouttes en une fois, ou dix gouttes par jour pendant cinq jours. Le malade doit garder le repos absolu au lit.

La digitaline cristallisée ne s'emploie pas au-dessous de cinq ans.

Chez les enfants de 5 à 10 ans, on pourra donner de X à XII gouttes de la solution au millième, ce qui fait 1/5 ou 1/4 de milligramme de digitaline cristallisée.

Pour les enfants, il sera bon d'avoir de la *teinture de digitale*, dont on donne :

De 6 à 15 mois.......	I à III	gouttes par jour
De 15 mois à 3 ans..	III à X	—
De 3 à 5 ans.........	X à XV	—
De 5 à 10 ans........	XV à XX	—

Indications. — Asystolie, grippe, hypotension artérielle, œdèmes, pneumonie (un à deux milligrammes, le premier jour), etc...

Contre-indications. — Cardiopathies compensées, dégénérescence graisseuse du myocarde, hypertension artérielle, etc.

Ergotine.

Hémostatique.

Solution titrée d'Ergotine (Yvon) pour injections hypodermiques, dont un centimètre cube équivaut à un gramme d'ergot de seigle, et qui peut s'administrer au besoin par la voie gastrique.

On l'emploie aux doses suivantes :

Chez l'adulte...... 0 gr. 50 à 2 et 4 gr. par jour

Chez les enfants :

De 15 mois à 3 ans.	0 gr. 25 à 0 gr. 40 c.	par jour
De 3 à 5 ans.......	0 — 25 à 0 — 80	—
De 5 à 10 ans......	0 — 50 à 1 —	—

Indications. — Epistaxis, hématémèses, hémoptysies, hémorragies utérines non puerpérales.

Contre-indications. — Ne jamais donner d'ergot de

seigle quand l'utérus contient quelque chose, fœtus, placenta, membranes ou caillots.

Ether.

Antispasmodique, stimulant.

Indications. — On l'emploie :

1° en *inhalations*, pour l'anesthésie générale (20 à 50 grammes), et à faibles doses comme antispasmodique (*hystérie*).

2° en *potions* :

Quelques gouttes à une cuillerée à café dans un verre d'eau sucrée plusieurs fois par jour chez l'adulte;

Chez les enfants :

De 0 à 15 mois......	I à III	gouttes par jour
De 15 mois à 3 ans...	III à X	—
De 3 à 5 ans........	X à XV	—
De 5 à 10 ans.......	XV à XX	—

et surtout :

3° en *injections hypodermiques*, un centimètre cube chez l'adulte, plusieurs fois répété, rarement chez les enfants et seulement au-dessus de 3 ans, 1/4 ou 1/2 centimètre cube, comme excito-stimulant : adynamie, algidité, collapsus, coma, dyspnée urémique, pneumonie adynamique, syncope, variole.

4° en *pulvérisations*, pour l'anesthésie locale;

5° pour *laver* et *nettoyer* la peau avant les opérations.

Iode.

Révulsif, antiseptique.

Teinture d'iode.

Indications. — On l'emploie pour l'usage externe :

1° comme *révulsif* dans les arthrites chroniques, les engorgements ganglionnaires, les indurations tuberculeuses du poumon, la névralgie intercostale, etc.

2° comme *antiseptique*, eau iodée :

Teinture d'iode..................	40 grammes
Iodure de potassium............	6 —
Eau bouillie....................	1000 —

pour l'antisepsie de la bouche (amygdalites, stomatites), l'antisepsie de l'utérus et du vagin, prurit vulvaire, etc.

3° la teinture d'iode est employée pure en *injections interstitielles* au pourtour de la pustule maligne, et en injections dans la vaginale pour la cure de l'hydrocèle.

4° *à l'intérieur*, V à XX gouttes par jour dans de l'eau, du lait ou du vin, on l'emploie dans le traitement du goître, de la scrofule, contre les vomissements incoercibles, surtout ceux qui sont indépendants d'une lésion de l'estomac, etc...

Iodure de potassium.

Modificateur de la nutrition, dilatateur vasculaire.

On l'administre en solution dans l'eau :

Iodure de potassium................	10 grammes
Eau bouillie........................	150 —

dont une cuillerée à bouche contient environ un gramme d'iodure. On dissimule le gout en mélangeant à de la bière, du café ou du lait.

Chez l'adulte, on donne jusqu'à 10 grammes par jour.

Chez les enfants :

De 0 à 15 mois	0,05 à 0,20 par jour
De 15 mois à 3 ans.............	0,20 à 0,40 —
De 3 à 5 ans....................	0,40 à 1 gr —
De 5 à 10 ans..................	1 gr. à 3 gr. —

Indications. — Anévrismes de l'aorte, angine de poitrine, artério-sclérose, arthritisme, asthme, emphysème pulmonaire, goutte, hypertension artérielle, péricardite, pleurésie, ralentissement de la nutrition, rhumatisme chronique, saturnisme, syphilis, etc.

Ipéca.

Vomitif, vaso-constricteur pulmonaire.

Le médecin aura toujours tout préparés des paquets de *poudre d'ipéca* de 0,05 centigrammes, de 0,10 centigrammes et de 0,50 centigrammes.

Comme *vomitif*, on l'emploie aux doses suivantes :

Chez l'adulte	1 gr. 50

en trois fois, de 10 en 10 minutes, dans trois demi-verres d'eau tiède.

Chez les enfants :

Nouveau-né	0,10	centigr.
Jusqu'à 1 an	0,20	—
De 1 à 3 ans	0,30	—
De 3 à 5 ans	0,50	—
De 5 à 10 ans	0,50 à 1	gr.

Comme *expectorant*, on donne la poudre d'ipéca en infusion dans l'eau :

Chez l'adulte, 0,30 à 0,50, faire infuser dans 120 grammes d'eau et donner par cuillerées d'heure en heure.

Chez les enfants :

De 0 à 15 mois	0,05 à 0,10	par jour
De 1 m. à 3 ans	0,10 à 0,15	—
De 3 à 5 ans	0.15 à 0,25	—
De 5 à 10 ans	0,25 à 0,30	—

faire infuser dans 60 grammes d'eau et donner par cuillerées à café d'heure en heure.

INDICATIONS. — Bronchites, congestion pulmonaire, croup, embarras gastrique, empoisonnements, dysenterie (infusion de 4 gr. de poudre dans 300 gr. d'eau à prendre par cuillerées d'heure en heure), laryngite striduleuse, hémoptysie, etc...

Mercure.

Voy. *Sublimé*.

Morphine.

Hypnotique, analgésique.

Solution titrée de morphine, pour injections hypodermiques :

Chlorhydrate de morphine...........	1 gramme
Eau de laurier cerise................	10 grammes
Eau distillée stérilisée..............	40 —

Cette solution contient un centigramme par demi-centimètre cube. On peut l'administrer par la voie gastrique.

Chez l'adulte........... 0,01 à 0,05 centigr. par jour

Chez les enfants :

De 0 à 3 ans...............	abstention
De 3 à 5 ans...............	0,001 à 0,005 par jour
De 5 à 10 ans..............	0,005 à 0,01 —

Indications. — Anémie cérébrale, cardiopathies aortiques, coliques hépatiques, néphrétiques, coliques de plomb, dyspnée (asthme, urémie), insomnies douloureuses, gastralgies, hémoptysies, hernie étranglée, névralgies, tétanos.

Contre-indications. — Altérations rénales, états adynamiques, états congestifs du système nerveux central.

Nitroglycérine.

Voy. *Trinitrine*.

Noix vomique.

Voy. *Strychnine*.

Opium.

Sédatif, hypnotique, antidiarrhéique.

Laudanum de Sydenham. XX gouttes renferment un centigramme de morphine.

Chez l'adulte............... V à XXX gouttes

en potion ou en lavement dans 250 gr. d'eau.

Chez les enfants :

De 0 à 3 mois...............	1/4 de goutte	par jour
De 3 à 6 mois...............	1/2 goutte	—
De 6 mois à un an...........	I —	—
De 1 à 2 ans................	II gouttes	—
De 2 à 3 ans................	III —	—
De 3 à 5 ans................	III à IV	—
De 5 à 10 ans...............	IV à IX	—

Fractionner les doses.

Pour les enfants il vaut mieux avoir de l'*élixir parégorique*, plus facile à manier.

Il faut XX gouttes d'élixir parégorique du Codex français, pour avoir l'équivalent en opium de I goutte de laudanum de Sydenham. — 10 grammes d'élixir parégorique renferment 1 centigramme de morphine.

Indications. — Appendicite, choléra, coliques intestinales, coliques utérines, diarrhées, dysenterie, péritonite, toux, etc.

Voy. *Morphine*.

Quinine

Antifébrile, antiseptique général, tonique du système nerveux.

Le médecin aura tout préparés des paquets de *sulfate de quinine* de 0,20 et de 0.50 centigrammes.

A défaut de pain azyme, on donne le médicament dans une feuille de *papier à cigarettes*.

Le mieux est d'avoir toujours sous la main une *solution pour injections hypodermiques :*

Bichlorhydrate neutre de quinine...... 2 gr. 50
Eau distillée bouillie et refroidie q. s. p. 10 cent. c.
1 cent. cube renfermé 0 gr. 25 cent. de sel de quinine.

Cette solution pourra servir à préparer des lavements.

On prescrit les sels de quinine aux doses suivantes :

Chez l'adulte... 0 gr. 50 à 2 et 4 gr. par jour.

Chez les enfants, qui supportent admirablement la quinine, on peut prendre pour règle de donner 0,10 centigrammes de quinine par année d'âge (soit 0,20 centigrammes à 2 ans; 0,30 à 3 ans; 0,50 à 5 ans, etc.) Mais, s'il y a danger pressant, il faut doubler la dose (Comby).

Pour obtenir un effet antithermique, il ne faut pas fractionner les doses.

En lavements, doubler les doses.

Indications.— Fièvres paludéennes, fièvre typhoïde, infections, infection puerpérale, infection purulente, migraine, névralgies, rétention placentaire.

Pour favoriser l'expulsion de l'arrière-faix dans la *rétention placentaire abortive*, on donne le sulfate de quinine à la dose de 1 gramme, en deux prises de 0,50 centigrammes, à dix minutes d'intervalle ; il réveille les contractions utérines, sans provoquer la tétanisation du muscle utérin. L'expulsion du placenta est effectuée généralement au bout de 4 heures 1/2 environ.

Salicylate de soude.

Antithermique, analgésique, antirhumatismal.

Le mieux est de donner le salicylate de soude en

potion, dilué dans une grande quantité de liquide et à doses fractionnées :

Chez l'adulte................. 2 à 10 grammes

Chez les enfants :

De 0 à 15 mois..	0 gr. 25	à	0 gr. 50	par jour.
De 15 m. à 3 ans.	0 — 50	à	1 — 50	—
De 3 à 5 ans.....	1 — 50	à	3 —	
De 5 à 10 ans....	3 —	à	4 —	

Commencer par de petites doses augmentées progressivement, — puis diminuées progressivement.

INDICATIONS.— Erysipèle (à l'intérieur 4 gr. par jour, et localement application de compresses imbibées d'une solution de salicylate de soude au 20e); fièvre typhoïde, fièvre des tuberculeux, goutte, gravelle urique, rhumatisme articulaire aigu, etc.

CONTRE-INDICATIONS. — Lésions rénales, rhumatisme cardiaque.

Strychnine.

Stimulant du système nerveux et de l'estomac.

Teinture de noix vomique. On l'emploie aux doses suivantes :

Chez l'adulte........	0 gr. 50 à 2 gr. par jour.
ou	XXV à C gouttes.

Chez les enfants :

De 6 à 15 mois......	1/2 à IV	gouttes par jour
De 15 mois à 3 ans..	IV à VIII	—
De 3 à 5 ans........	VII à X	—
De 5 à 10 ans.......	X à XV	—

INDICATIONS. — Adynamie, anorexie, atonie du tube digestif, dyspepsie atonique et flatulente, constipation, impuissance, neurasthénie, paralysies, relâchement des sphincters, etc...

Sublimé ou bichlorure de mercure.

Antiseptique, Antisyphilitique.

Le médecin aura toujours sur lui des paquets de sublimé :

Sublimé corrosif............	0 gr. 25 centigr.
Acide tartrique..............	1 gramme
Solution alcoolisée de carmin d'indigo à 5 p. 100........	une goutte.

pour un paquet : faire dissoudre dans un litre d'eau bouillie, pour obtenir une solution à 1 p. 4000, qui servira pour les usages chirurgicaux et obstétricaux, lavages, injections, pansements.

Liqueur de van Swieten (Solution de sublimé à 1 p. 1000).—Comme *antisyphilitique*, on la donne aux doses suivantes.

Chez l'adulte....... 10 à 30 grammes par jour.

Commencer par une cuillerée à café ou une demi-cuillerée à bouche matin et soir ; ne pas dépasser deux cuillerées à bouche par jour. — Prendre cette solution dans du lait.

Chez les enfants :

De 0 à 2 ans.....	II à XX gouttes par jour
De 2 à 3 ans.....	XX gouttes à 2 gr. par jour
De 3 à 5 ans.....	2 à 4 grammes par jour
De 5 à 10 ans....	4 à 10 — —

Sulfate de soude

Purgatif, hémostatique.

Chez l'adulte................ 20 à 60 grammes

Chez les enfants

De 15 mois à 3 ans.........	5 à 10 grammes
De 3 à 5 ans................	10 à 15 —
De 5 à 10 ans...............	15 à 25 —

dans une tasse de *bouillon d'herbes*, dans de l'eau de Seltz, ou en lavements.

A faibles doses, le sulfate de soude est *hémostatique* : il rend plus facile la coagulation du sang provenant d'hémorragies capillaires (REVERDIN).

On l'administre à la dose de 0,10 centigrammes, toutes les heures, dans les cas d'épistaxis, hématurie, hémoptysie.

Trinitrine ou nitroglycérine.

Antispasmodique, antinévralgique, vaso-dilatateur.

Solution alcoolique de trinitrine au centième : II à III gouttes trois fois par jour dans de l'eau sucrée.

INDICATIONS.—Anémie cérébrale (cardiopathies aortiques), angine de poitrine, asphyxie des extrémités, asthme nerveux, dyspnée de la néphrite chronique, épilepsie, migraine, névralgies liées à l'anémie.

MÉNINGITE AIGUE

Placer le malade dans une chambre aérée, faire autour de lui l'obscurité et le silence.

Couper les cheveux courts, faire des applications réfrigérantes sur la tête, *compresses froides, vessie de glace.*

Pratiquer de la *révulsion* sur les membres inférieurs.

Administrer des *lavements au gros sel* ou à la *glycérine.*

S'il y a des *vomissements,* donner des *boissons acidulées, glacées*, eau de Seltz, champagne.

Pour calmer l'*agitation*, COMBY conseille, dans la méningite des enfants, les *bains tièdes* prolongés et répétés, avec affusions froides sur la tête.

MÉNINGITE CÉRÉBRO-SPINALE

Bains. — Proposés par AUFRECHT (1894) dans le traitement de la *méningite cérébro-spinale,* plus récemment par EVENINE (1896).

Les bains de 36 à 41° ont donné des résultats encourageants (MANQUAT).

MÉNOPAUSE

Conseiller un exercice modéré au grand air.

Prescrire les bains tièdes à 30 ou 32°, bains de son ou d'amidon, pris tous les deux jours.

Défendre l'alcool, le vin pur, le thé et le café.

Combattre la constipation (Voy. ce mot).

MÉTRITES

Repos dans le décubitus horizontal, le siège légèrement relevé par un coussin.

A la période aiguë, appliquer des *compresses de Priessnitz;* tremper dans l'eau fraîche un essuie-main plié en deux, le tordre, de façon qu'il ne dégoutte plus et l'appliquer sur la peau nue de l'hypogastre, puis recouvrir de flanelle.

Grandes *injections vaginales* chaudes (45°) avec de l'*eau bouillie,* de l'eau boriquée, ou de préférence avec une solution de *lauréno l* n° 1 à 3 pour 100 dans l'eau bouillie, pratiquées matin et soir dans le décubitus dorsal, le siège élevé sur un bassin plat.

Grands *bains tièdes* ou bains de siège émollients (eau de son). Cataplasmes sur le bas-ventre.

Combattre la constipation (Voy. ce mot), donner des *lavements émollients chauds.*

Lorsque la malade se lève, immobiliser le ventre avec une large *bande de flanelle*, faisant deux fois le tour du bas-ventre un peu obliquement de haut en bas.

MÉTRORRAGIES.

Voy. *Hémorragies utérines.*

MIGRAINE

TRAITEMENT DE L'ACCÈS. — Au début de l'accès, l'ingestion de *café noir* ou de *thé* fait souvent avorter la migraine.

Le *tabac à priser* est quelquefois employé avec succès.

D'après CRITZMANN, l'accès de migraine serait la résultante d'une rupture dans l'équilibre de la circulation cranio-cérébrale. Voici comment il conseille de remédier à cette rupture :

1° Diminuer l'hyperesthésie de la région endolorie par une *aspersion à l'eau de Seltz;*

2° Exercer, immédiatement après, une *compression bilatérale* énergique *des deux temporales.*

Pour comprimer ces vaisseaux, on commence par marquer avec un trait d'encre leur emplacement exact. On découpe des rondelles de liège dans un *bouchon* ordinaire, et on les applique sur les artères; puis on fait passer autour de la tête plusieurs tours de bande de gaze mouillée.

Ce traitement fait avorter l'accès, et le plus souvent il permet au malade de vaquer à ses occupations; on supprime du même coup la douleur, l'état nauséeux, et, par conséquent, l'immobilité et l'obscurité auxquelles le migraineux se condamne de lui-même.

Prophylaxie. — Pour prévenir les accès, on ordonne un régime sévère, on proscrit les alcools, on conseille de *boire beaucoup d'eau.*

Marmontel, Haller, très sujets à la migraine, se guérirent en buvant chaque jour de l'eau en abondance, et en changeant un régime trop nutritif contre une alimentation légère.

Linné se délivra de la migraine en buvant tous les matins à jeun un litre d'*eau fraîche* et en faisant de l'exercice.

Boire aux repas de l'eau pure ou du *thé faible.*

MILIAIRE ET ÉRUPTIONS SUDORALES

Si le temps est chaud et sec, ne pas trop couvrir les malades.

Conseiller de porter des vêtements légers et de ne pas boire abondamment, pour empêcher les sueurs profuses.

Prescrire des *bains amidonnés* et des poudrages avec *l'amidon* (G. Thibierge).

MORSURES VENIMEUSES

Traitement externe. — Aussitôt après l'accident, si la région s'y prête, faire une série de *ligatures* assez serrées au-dessus de la morsure, pour arrêter la circulation veineuse superficielle et lymphatique.

Bien *sucer la plaie*, et cracher après chaque succion.

Cette opération est tout à fait sans danger lorsqu'on n'a pas d'écorchure dans la bouche, ce dont on peut s'assurer rapidement avec une gorgée d'eau-de-vie promenée dans la bouche et qui produirait sur les écorchures une cuisson vive.

En cas d'écorchure buccale, on pourrait pratiquer la succion par l'intermédiaire d'un tube quelconque, tel qu'un *verre de lampe* (GEORGE), ou remplacer la succion par une *ventouse*.

Avec une lancette, un bistouri, un *canif*, il faut inciser assez profondément chaque piqûre, presser le pourtour pour faire saigner et expulser le venin, sucer encore énergiquement la plaie, ou appliquer une nouvelle ventouse.

Laver la morsure avec une solution récente d'hypochlorite de chaux à 1 pour 60. Dans le trajet de la morsure et autour d'elle, pratiquer 8 à 10 injections de 1 centimètre cube chacune de la même solution d'hypochlorite.

L'hypochlorite de chaux peut être remplacé par l'*eau de Javelle*, par la liqueur de Labarraque, par le permanganate de potasse à 1 p. 100. On donnera le choix à la substance qu'on pourra se procurer le plus rapidement.

On n'enlèvera la ligature qu'après avoir fait ces succions et ces lavages.

TRAITEMENT INTERNE. — Donner du *lait tiède*, additionné de *rhum* ou de bonne *eau-de-vie*.

S'il survenait de la faiblesse, faire boire un peu de *bon vin*, ou une infusion excitante avec du rhum ou du cognac.

Contre l'adynamie, le refroidissement, faire des applications chaudes, des frictions, donner des *lavements de café*, pratiquer le *lavage du sang* (Voy. ce mot), *la respiration artificielle*.

MORT APPARENTE DU NOUVEAU-NÉ

DIAGNOSTIC. — Suivant BEDFORD BROWN, l'enfant en état de mort apparente est celui qui présente toutes les indications de la suspension de la vie, mais qui peut être ramené à la vie.

Il est facile de le distinguer de l'enfant mort-né par la chute rapide de la température rectale qui descend à 10 ou 15 degrés au-dessous de la normale. Tant que cette chute de la température n'est pas constatée, on doit faire des tentatives pour ranimer l'enfant.

Un autre signe différentiel est dans l'état de la pupille, qui, chez le mort-né, est largement dilatée, et chez l'autre est petite et peu modifiée.

Traitement. — Le meilleur traitement consiste à injecter dans chaque bras quatre ou cinq gouttes de *whisky*.

S'il n'y a aucune réaction, on injecte de l'eau stérilisée sous la peau, et, dans l'intestin, un mélange d'eau et d'ammoniaque.

S'il n'y a aucune réaction et que la température continue à baisser, c'est une preuve certaine de mort.

Dans le cas de mort apparente, immédiatement après l'injection hypodermique, les yeux s'ouvrent, les muscles respiratoires entrent en jeu et l'enfant pousse le cri caractéristique du nouveau-né; puis le cœur se met en mouvement, le pouls devient perceptible au poignet, et la cyanose disparaît. On enveloppe alors l'enfant dans une flanelle chaude, et on place des bouillottes d'eau chaude autour de lui.

S'il y a lieu, on peut répéter les injections hypodermiques.

Excitations cutanées. — Il faut d'abord débarrasser la peau du *vernix caseosa* par un *nettoyage* à l'*eau* et au *savon*, ou avec de l'*huile*.

Puis on aura recours :

A la *flagellation* des diverses parties du corps;

Aux *frictions* sèches ou humides avec la main ou un linge imbibé de *vin*, de *vinaigre*, d'*alcool*, ou d'éther ;

Aux *douches froides*, que l'on donne en faisant couler d'un peu haut un filet d'eau ou d'alcool sur la poitrine et sur le dos de l'enfant ;

On alternera l'usage du froid et de la chaleur, en versant de l'alcool ou de l'eau froide sur le nouveau-né, puis en le plongeant dans un *bain chaud* (35 à 40°) sinapisé.

Excitation des muqueuses. — Il faut d'abord *désobstruer les voies aériennes*, par l'introduction de l'index dans la bouche, pour le débarrasser des mucosités qui s'y trouvent et empêchent la respiration de s'effectuer librement.

On peut provoquer l'expulsion de ces mucosités en chatouillant l'arrière-gorge avec les *barbes d'une plume*.

On conseille aussi l'excitation de la pituitaire avec une *plume d'oie*.

Les *tractions rythmées* de la langue (LABORDE) donnent de nombreux succès :

« Après avoir étendu le corps sur le dos, en laissant la tête basse, débarrasser rapidement la gorge des mucosités qui peuvent l'obstruer ; l'opérateur, saisissant solidement le corps de la langue entre le pouce et l'index avec un mouchoir ou un linge quelconque, et même au besoin avec les doigts nus, exercera sur elle *quinze fois* par minute de fortes tractions rythmées, suivies de relâchement. Il est indispensable qu'il se rende bien compte que ses tractions agissent sur la racine même de la langue et non pas seulement sur la pointe. »

Respiration artificielle. — *Balancements rythmés* de SCHULTZE.

L'accoucheur (debout, le haut du corps légèrement penché en avant, les jambes modérément écartées, les bras étendus vers le bas) tient l'enfant suspendu à ses index passés d'arrière en avant sous les creux axillaires et recourbés en crochet, les pouces reposant doucement sur le sommet de la face antérieure du thorax fœtal ; les trois derniers doigts de chaque main, appliqués dans une direction oblique en bas et en dedans sur la face postérieure du thorax. La tête de l'enfant, qui tend à tomber inerte, trouve un point d'appui en arrière sur les bords cubitaux (tournés l'un vers l'autre) et sur une partie de la face palmaire des mains. Ceci est la position d'inspiration.

Sans perdre un instant, l'accoucheur lance l'enfant en avant et en haut.

Quand les bras de l'accoucheur sont un peu plus élevés que l'horizontale, ils arrêtent leur mouvement si doucement que l'extrémité inférieure du corps fœtal n'est pas projetée violemment en haut, mais culbutée lentement vers l'accoucheur par flexion de la colonne vertébrale, et comprime fortement le ventre par le poids de l'extrémité pelvienne.

Il faut particulièrement prendre garde que la flexion de la colonne vertébrale n'ait pas lieu dans les segments thoraciques, mais dans le segment lombaire; que le soulèvement des bras jusqu'à l'horizontale ait lieu par un mouvement brusque et vigoureux des bras dans l'articulation scapulo-humérale; puis, que l'élévation des bras se fasse de plus en plus lentement.

Lorsque l'enfant est élevé, culbuté la tête en bas, près de celle de l'accoucheur, les organes abdominaux pèsent sur le diaphragme et font l'expiration.

C'est par ce premier mouvement qu'il faut commencer, puis l'enfant est rejeté en bas dans la position de l'inspiration.

On recommence ainsi huit ou dix fois par minute. L'entrée de l'air dans la poitrine est démontrée par un bruit glottique perçu au moment où l'enfant passe de la position de l'expiration à celle de l'inspiration (Demelin).

Plonger ensuite l'enfant dans un *bain chaud*.

Flexions du corps. — Le docteur A. Rzad (de Lodz) a recours avec succès, dans les cas de mort apparente des nouveau-nés, au procédé suivant :

Le médecin asseoit l'enfant sur ses genoux, de façon

à appuyer contre sa poitrine le dos du nouveau-né dont il embrasse le thorax avec les mains, en appliquant le pouce sur l'omoplate et les quatre autres doigts sur l'abdomen.

Il fléchit ensuite *rapidement* le tronc de l'enfant, jusqu'à ce que la tête pende en avant et il comprime en même temps le ventre et la partie inférieure de la poitrine.

On provoque ainsi une expiration énergique et l'écoulement des mucosités accumulées dans les poumons.

Pour faciliter cet écoulement, on laisse le corps de l'enfant pendant cinq à dix secondes dans l'attitude qui vient d'être décrite, puis on le redresse *lentement*.

Pendant ce mouvement on cesse de comprimer le tronc, on rejette en arrière la tête du nouveau-né en s'aidant des pouces avec lesquels on presse ensuite légèrement sur les côtes au-dessous des omoplates; on obtient alors une inspiration profonde et parfois bruyante.

En faisant alterner régulièrement ces deux positions, M. Rzad parvient habituellement à ranimer le nouveau-né.

Ce procédé est beaucoup moins fatigant pour le médecin que celui des balancements rythmés du corps, et il présente encore sur ce dernier l'avantage de pouvoir être employé même dans une chambre très exiguë.

Insufflation de bouche à bouche. — Elle s'opère de la façon suivante :

Un rouleau de toile est placé sous le cou pour renverser la tête en arrière; l'index est poussé dans la bouche, pour abaisser la base de la langue. Un mouchoir est placé sur la face de l'enfant, afin de garantir le médecin contre le contact du petit malade.

Puis on souffle de bouche en bouche, en pinçant les narines du nouveau-né, pour empêcher l'air de revenir par là.

On souffle ainsi de 15 à 20 fois par minute (Tarnier).

Porak fait l'inversion complète du nouveau-né, en le suspendant par les pieds, la tête en bas, de façon que les liquides s'écoulent; et, dans cette attitude, il fait l'insufflation de bouche à bouche.

On peut pratiquer l'insufflation par l'intermédiaire d'un *stéthoscope obstétrical*, dont on applique le pavillon sur les orifices respiratoires de l'enfant, tandis qu'on souffle par l'autre extrémité.

Les soins doivent être continués avec persévérance, pendant *au moins 2 heures 1/2.*

MUGUET

Trousseau conseille le *collutoire* suivant, facile à préparer :

Borax........................	ââ parties égales.
Miel..........................	

On barbouille sept ou huit fois tout l'intérieur de la bouche de l'enfant ; généralement en 24 ou 48 heures le mal est enlevé.

Il est nécessaire de continuer le traitement, alors même que le muguet a disparu, pour combattre l'inflammation de la muqueuse, sous peine de voir reparaître les accidents (Trousseau).

A défaut de borate de soude, on lavera plusieurs fois par jour la bouche avec de l'*eau saturée de sel.*

MYALGIE

Voy. *Rhumatisme musculaire.*

MYOCARDITE AIGUE

Relever les forces du malade par une médication stimulante énergique :

Vin à hautes doses (500 grammes environ), *rhum*, *café* (Stokes).

Repos. — Maintenir le malade dans la *position horizontale*.

Dans la myocardite, en particulier dans la myocardite diphtéritique aiguë, le repos absolu est une nécessité, dont l'inobservation peut avoir les plus graves conséquences, le moindre effort pouvant entraîner une syncope mortelle.

NÉPHRITE AIGUE

Ventouses scarifiées. — Cinq à dix ventouses scarifiées, appliquées sur la région rénale, font disparaître rapidement la douleur.

Lait. — Le *régime lacté exclusif* s'impose. Le lait ou la mort, dit Chrestien.

Le lait doit être ingéré *peu à la fois et souvent* (Jaccoud), afin que la sécrétion urinaire soit constamment sous l'action du lait, et en effet, en dehors de cette influence, l'urine contient plus d'albumine. Avec le régime ainsi compris, l'albumine diminue progressivement (Manquat).

Diurétiques. — L'*eau* est le meilleur diurétique. Les tisanes agissent bien plus par la quantité d'eau que par les substances qu'elles renferment.

On donnera de la *limonade*, du *thé léger*.

Parmi les tisanes diurétiques, la *tisane de pomme* est particulièrement agréable :

Prenez une belle pomme, une reinette autant que possible, pelez-la avec soin, coupez-la en huit tranches, et versez dessus un demi-litre d'eau bouillante.

Laissez infuser deux heures au moins. Sucrez.

C'est déjà une boisson agréable, rafraîchissante, diurétique, que les malades acceptent avec plaisir.

Si vous voulez faire mieux encore, ajoutez aux quartiers de pomme une ou deux tranches d'orange ou bien un quart de citron et vous obtiendrez une tisane encore plus agréable (HUCHARD).

NÉPHRITE CHRONIQUE

On prescrira le *régime lacté*. Les brightiques se contenteront comme boisson de lait ou d'*eau pure* additionnée de faibles quantités de thé ou de café.

On devra limiter au minimum la consommation des boissons alcooliques. On pourra permettre un peu de *vin*, de préférence du *vin blanc*, plus diurétique que le rouge.

Les médecins anglais permettent quelquefois du *cognac* à la dose de quelques gouttes dans un verre d'eau.

Quelques médecins conseillent l'*oignon cru*, joint à la diète lactée (Voy. *Anasarque*).

On conseillera le repos, les *bains tièdes*, les *frictions sèches*.

Lorsqu'il y a cachexie, on donne du *chlorure de sodium :* deux ou trois fois par jour une tasse de lait salé.

NEURASTHÉNIE

Prescrire le *repos physique, intellectuel* et *moral*.

Recommander un exercice modéré au *grand air*.

Faire faire chaque matin une *affusion froide*, suivie d'une *friction alcoolique*, et une *fric-*

tion sèche ou un *massage général* le soir avant le coucher (Voy. *Insomnie*).

Prescrire les *douches* ou les *bains tièdes* ou *chauds* à 35° dans les périodes d'excitation, dans le cas d'insomnie persistante.

L'hydrothérapie froide est indiquée dans tous les cas où les phénomènes d'épuisement, d'asthénie prédominent.

Après la douche froide, donner immédiatement un *bain de pied chaud.*

Conseiller les aliments riches en phosphates : *œufs, poissons, céréales, lait, cervelle.*

Combattre la *constipation* et la *dyspepsie* (Voy. ces mots).

NÉVRALGIES

On fera *loco dolenti* des *frictions* avec de l'*alcool* et surtout de l'*essence de térébenthine.*

On appliquera des *sinapismes.*

On fera des *applications locales chaudes.*

Lorsque la névralgie est rebelle, on fera des *pointes de feu.*

NÉVRALGIE FACIALE

On conseille la *fumée de tabac*, agissant comme narcotique.

NÉVRALGIE SCIATIQUE

Frictions, pointes de feu.

Les bains de *lie de vin* ont été vantés contre la sciatique.

Un remède populaire en Angleterre consiste à recouvrir la cuisse de *fleur de soufre*, que l'on maintient appliqué sur le membre malade par une bande de flanelle.

Kiener recommande, dans le traitement de la *sciatique* et des *douleurs rhumatismales*, de saupoudrer le membre malade de *fleur de soufre* et de l'envelopper de ouate; il se produit bientôt des sueurs locales abondantes et une sédation des douleurs (Manquat).

On pourra pratiquer la révulsion avec du *sulfure de carbone* (qu'il est facile de se procurer dans les pays de vignobles).

On verse du sulfure de carbone sur de l'ouate et on place l'ouate ainsi imbibée sur le point que l'on veut révulser.

Au bout de peu d'instants, le malade commence à éprouver des douleurs très vives ; on retire alors l'ouate et on souffle sur le point où le sulfure de carbone a été appliqué pour l'évaporer et faire disparaître la douleur.

Cette révulsion rapide amène une rougeur intense de la peau et la douleur névralgique disparaît souvent définitivement (Dujardin-Beaumetz).

Trousseau conseille l'usage des *douches de sable chaud*. On fait chauffer du sable et on le verse de haut sur le membre malade avec *une cuiller à pot*.

Ou bien on applique de larges sachets remplis de sable, dont la température soit aussi élevée qu'il sera possible de la supporter sans être brûlé.

Les *bains prolongés* (Krishaber) donnent d'excellents résultats : le malade doit rester plusieurs heures dans son bain.

NÉVROPATHIE CÉRÉBRO-CARDIAQUE
Maladie de Krishaber

La chambre du malade sera largement aérée.

Krishaber va même jusqu'à conseiller, en certains cas, de coucher la fenêtre ouverte.

On donnera de l'*eau de fleurs d'oranger* à dose très élevées, et de l'infusion de *tilleul.*

Les *bains tièdes* de 29 à 31° prolongés de 15 à 18 minutes sont très efficaces — ils amènent un apaisement presque complet de l'irritabilité nerveuse morbide.

Alternativement ou plus tard, on fera des *affusions*, pratiquées à l'aide de six, huit à dix seaux d'eau projetés sur le corps, avec ou sans sudation préalable, suivant que l'irritabilité sera plus ou moins prononcée. L'eau doit être d'abord à la température de 18° ; on l'abaisse graduellement jusqu'à 12° (Trousseau).

OCCLUSION INTESTINALE

Donner d'abord des *lavements laxatifs*, avec de la *glycérine*, du *miel*, de l'*huile d'olives* émulsionnée à l'aide d'un jaune d'œuf :

Huile d'olives, de lin, ou d'amandes.	30 gr.
Eau..........................	250 à 400 —
Jaune d'œuf..................	n° 1

Ou un *lavement de tabac*, 1 à 5 gr., pour 250 d'eau (une *cigarette* pèse à peu près 2 gr.) ;

Ou bien :

Feuilles de tabac....................	2 gr.

Faire infuser dans :

Eau bouillante.......................	100 gr.

Et ajouter :

Huile d'olives................	āā 25 grammes.
Vinaigre......................	
Jaune d'œuf...................	n° 1

Labrie conseille les *lavements de café* et l'ingestion de café à haute dose (Voy. *Hernie étranglée*).

Pratiquer le *lavage de l'intestin* par la voie rectale (*entéroclyse*) au moyen d'un long tube en caoutchouc poussé jusque dans le colon transverse de manière à faire franchir la valvule iléo-cœcale au liquide employé (eau à 40°) et le faire pénétrer jusque dans l'intestin grêle.

Essayer les *douches gazeuses* par l'anus avec un *siphon d'eau de Seltz* et un tube en caoutchouc poussé aussi haut que possible (Tillaux, Dujardin-Beaumetz).

Appliquer de la *glace* sur le ventre.

Donner des *bains froids*, — des *lavements froids*.

L'application du froid sur l'abdomen diminue la quantité des gaz, excite la contraction intestinale et prévient la péritonite.

Rendu conseille les *bains chauds* à 38° d'une demi-heure au moins.

Si le ventre n'est pas trop douloureux, faire du *massage* méthodique, dans le sens du fer à cheval du colon.

Donner à l'intérieur de l'*huile d'olives*, une cuillerée toutes les heures.

Combattre les *vomissements* avec de petits morceaux de *glace* dans la bouche, — du *champagne frappé*.

Le *lavage de l'estomac* (voy. ce mot) pourra être employé avec succès.

ŒDÈME

Voy. *Asystolie*.

ŒDÈME DE LA GLOTTE

Pratiquer une ou deux *saignées générales*, appliquer des *ventouses scarifiées* à la région cervicale, couvrir le thorax de *ventouses sèches*.

Appliquer autour du cou des *compresses d'eau glacée*.

Faire sucer de petits morceaux *de glace*.

Donner des *bains de pieds sinapisés* et des lavements au *sel marin*.

ŒSOPHAGITE

Donner des *boissons glacées*, faire sucer aux malades de petits morceaux de glace.

Appliquer une *vessie de glace*, ou des compresses glacées sur le cou.

Donner des *bains tièdes prolongés*.

Alimenter le malade avec du lait, des bouillies, des potages froids,— au besoin des lavements alimentaires.

Voy. *Ulcère de l'estomac*.

OPÉRATIONS

La *propreté* du milieu opératoire est de toute néces-

Dans tous les villages, dans toutes les fermes, le médecin pourra se procurer de l'*alcool*, du *savon noir*, du *sel marin*, des *cristaux de soude* ou *de potasse*.

Si ceux-ci faisaient défaut, les *cendres du foyer* serviront à fabriquer une lessive qui donnera en quelques minutes une solution alcaline très propre à désinfecter les instruments et les pièces de pansement.

L'eau dont on se servira sera toujours bouillie (Voy. *Stérilisation de l'eau*); il vaut mieux n'employer que de l'eau salée.

Le médecin choisira *la pièce la plus grande et la plus claire* que l'on puisse mettre à sa disposition.

Les papiers de tenture sont rares à la campagne : les chambres sont d'ordinaire blanchies à la chaux et c'est là une condition excellente; il ne sera sans doute pas nécessaire d'éloigner les tapis et les grands rideaux de fenêtre, inconnus chez la plupart des villageois, mais on devra insister sur l'enlèvement des rideaux du lit qui existent partout et qui sont de véritables nids à microbes.

Le plancher sera arrosé et balayé.

Puis la chambre restera close pendant cinq à six heures, pour laisser aux poussières le temps de se déposer sur le sol.

La *table* sur laquelle on opérera, solide sur ses pieds, sans roulettes, sera lavée à l'*eau chaude* et au *savon noir*, puis avec de la *lessive* aussi chaude que possible et frottée ensuite avec un linge propre et bien sec.

Le *malade* devra, si c'est possible, prendre un ou deux *bains* avant l'opération.

Si celle-ci est faite d'urgence, on peut se contenter de raser la région opératoire, de la brosser à l'*eau chaude* et au *savon noir*, de la laver ensuite à *l'alcool* ou à l'aide de toute autre substance dissolvant les graisses, telle que la *benzine*.

Les *instruments* (voy. ce mot) seront bouillis soit dans une solution de soude ou de potasse, soit dans la *lessive*, au domicile même du malade. On trouvera partout un récipient convenable que l'on nettoyera et dans lequel on fera bouillir de l'eau que l'on jettera ensuite, ou, ce qui est encore mieux, que l'on flambera avec de *l'alcool*.

Les *récipients* destinés à recevoir les objets de pansement seront, à la campagne, des *plats de porcelaine* ou *en terre vernie*, assez grands; il en existe dans tous les ménages. On les lavera à l'*eau de savon*, on les essuiera avec soin et on les flambera pendant deux ou trois minutes à l'*alcool* (Voy. *Stérilisation*).

Comme *pièces de pansement*, le médecin choisira dans l'armoire de son client les linges les plus fins, les plus fraîchement lavés, et il les fera bouillir pendant une demi-heure dans une solution sodique à 6 p. 100, ou dans la *lessive ordinaire*.

L'*ouate ordinaire*, soumise au même traitement, deviendra aseptique et hydrophile.

Enfin, les *bandes de toile*, taillées au moment même, cousues et bouillies, complèteront un pansement qui suffit à assurer l'asepsie de la plaie.

L'*opérateur* commencera par se désinfecter lui-même et par désinfecter ses *aides* plus ou moins improvisés.

Le médecin quittera sa redingote ou sa jaquette, brossera soigneusement son pantalon, hors de la chambre où se fera l'opération, et revêtira soit un sarrau de toile blanche bien propre, soit *une chemise de nuit* sortant de l'armoire, soit encore un *grand tablier blanc*.

Il nouera une *serviette propre* autour du cou et procédera à la toilette de ses mains et de ses bras :

Il curera à sec ses ongles, jusqu'à ce que la sertissure de l'ongle et l'espace sous-onguéal soient absolument propres;

Il brossera et savonnera ensuite au *savon noir*, pendant trois minutes, ses mains et ses bras;

Il les brossera une seconde fois à l'*alcool*, pendant une minute, dans une autre cuvette;

Enfin s'il a du sublimé à sa disposition, il les brossera une troisième fois, pendant deux minutes, dans une cuvette contenant de l'eau sublimée (Voy. *Stérilisation des mains*).

Les mains seront enfin séchées à l'air et non essuyées.

Les aides devront absolument se soumettre aux mêmes pratiques.

Chaque fois que l'opérateur ou les aides auront touché un objet non aseptisé, ils devront procéder à une nouvelle et complète désinfection de leurs mains.

Ainsi, avec des moyens limités, avec des substances usuelles, dans des conditions de milieu défavorables, le médecin peut réaliser, à la campagne, une asepsie suffisante pour mener à bien les opérations chirurgicales qu'il peut être appelé à pratiquer, même celles dont l'urgence s'impose et pour lesquelles il n'a pas eu le temps de prendre ses dispositions préparatoires (L. Reuss).

OPHTALMIE PURULENTE DES NOUVEAU-NÉS

Prophylaxie. — Soins minutieux d'asepsie de la part de l'accoucheur : *toilette vulvaire*, savonnage à l'eau tiède énergique et prolongé, *injections vaginales*, chez la femme enceinte.

Aussitôt la naissance de l'enfant, on procédera à un *lavage minutieux des paupières* à *l'eau bouillie*, suivi de l'instillation de quelques gouttes de *jus de citron*. (Pinard).

Avec de la ouate trempée dans une solution antiseptique (acide borique, borax) ou simplement dans de l'eau bouillie, on lavera les parties voisines de l'œil, après avoir débarrassé les cils et les bords palpébraux, des matières grasses et des mucosités qui peuvent s'y trouver.

Il faudra, naturellement, chaque fois partir de l'œil et rayonner autour, afin de n'y pas ramener quelque saleté.

On instillera ensuite quelques gouttes de *jus de citron* ou d'une solution d'acide citrique à 5 pour 100.

Bar conseille d'essuyer simplement les paupières avec de l'ouate sèche. On risque par un lavage mal fait d'infecter les conjonctives.

Tout ceci devra être fait aussitôt après la naissance de l'enfant, *avant* la ligature du cordon.

L'enfant sera placé entre les jambes de la mère, sur un linge chaud, dans le décubitus dorsal, afin qu'il respire facilement.

Il ne faudra pas compromettre le succès de ce traitement, lors du premier bain, en souillant maladroitement les yeux de l'enfant par des éclaboussures provenant de la baignoire, ou de toute autre façon.

Tarnier donne le conseil de pratiquer, à ce moment, l'occlusion des yeux de l'enfant au moyen de deux petits morceaux de ouate trempés dans une solution boriquée, ou dans de l'eau bouillie, et maintenus fixés par une légère bande nouée derrière la tête.

ORCHITE.

Voy. *Epididymite*.

OREILLONS

Prescrire le *repos* et la *diète*.

Eviter le froid.

Faire *loco dolenti* des onctions avec de l'*huile chaude*, recouvrir d'ouate.

Faire dans les oreilles des *injections* d'eau boriquée tiède ou d'*eau bouillie*.

ORGELET

Appliquer des *cataplasmes* chauds de *fécule de pommes de terre*, faits avec de l'eau bouillie ou de l'eau boriquée, ou des *compresses boriquées* chaudes jusqu'à maturité.

Inciser avec la pointe d'une lancette.

Lavages à l'*eau bouillie* ou à l'eau boriquée.

OTALGIE

Bains d'oreille chauds. — Voy. *Otite externe aiguë.*

OTITE EXTERNE AIGUE

Les douleurs seront calmées par les *bains d'oreille* chauds avec de l'*eau chaude* ou de l'*huile chaude*, de *l'eau glycérinée* (1 p. 50).

Quel que soit le liquide employé, le procédé le plus simple consiste à le faire chauffer dans une *cuiller à café*, au-dessus de la flamme d'une lampe ou d'une bougie. La température convenable, chaude sans être brûlante, est atteinte rapidement, ce dont on s'assure avec le bout du doigt.

Puis on verse cette cuillerée dans l'oreille malade, en faisant incliner la tête du côté opposé.

Pour vider l'oreille, il faut la recouvrir d'une serviette ou d'un mouchoir, et faire secouer légèrement la tête, en la penchant du côté malade.

La durée du bain doit être de 10 à 15 minutes. On doit le renouveler fréquemment (MENIÈRE).

Maintenir en permanence des *compresses* imbibées d'eau boriquée ou d'eau bouillie, chaude, — les renouveler fréquemment.

Les *fumigations* de vapeurs d'eau de fleurs de *camomille*, très calmantes et très résolutives, sont très utiles à la période initiale (GELLÉ).

Pratiquer de la *révulsion* sur les membres inférieurs.

OTITE EXTERNE CHRONIQUE

Faire des *lavages* fréquents à l'*eau bouillie* tiède, ou avec de l'*eau salée* (7 p. 1000) ou avec des *décoctions astringentes* (écorce de chêne, feuilles de noyer).

Ces lavages seront répétés quatre fois par jour.

On aura soin de redresser le conduit, en tirant le pavillon en haut en arrière, afin d'éviter de blesser le tympan (Duplay).

OTITE MOYENNE AIGUE

Faire dans le conduit auditif les installations de *glycérine* très chaude. (Voy. *Otite externe aiguë* : bains d'oreille).

Appliquer en permanence une *vessie de glace* sur l'apophyse mastoïde.

Chaleur intus, froid extra, telle est la clef du traitement abortif des otites aiguës (Lermoyez).

Prescrire des *gargarismes* aussi chauds que possible, à l'eau boriquée, au borax ou à l'eau bouillie.

Des *bains de pieds* chauds sinapisés, souvent répétés, décongestionnent la tête et soulagent le malade.

Le malade gardera le lit, la tête un peu haute, le cou libre, couché de préférence sur l'oreille saine, dans une chambre fraîche.

Lorsqu'au bout de 48 heures les douleurs persistent ou s'accroissent, aussi bien dans l'oreille qu'au niveau de l'apophyse mastoïde, il faut faire la *paracentèse du tympan*.

Lorsque l'oreille coule, il faut faire, avec beaucoup de douceur, de *grandes irrigations* avec de l'eau bouillie tiède.

La nuit, le patient devra se coucher sur l'oreille malade, pour faciliter l'écoulement du pus.

OVARITE CHRONIQUE

Il faut exiger un *repos prolongé* au lit de six semaines à six mois.

Combattre la *constipation* (voy. ce mot) par les *laxatifs*, et les *lavements glycérinés* ou *huileux*.

Appliquer des *compresses de Priessnitz*, recouvertes de flanelle et de toile caoutchoutée, allant de l'ombilic à mi-hauteur des cuisses (Voy. *Métrites*).

Appliquer des *ventouses* et des *sinapismes* sur la région lombaire.

OXYURES

Les *lavements froids* suffissent d'ordinaire pour expulser les oxyures.

On y ajoute souvent du *sucre*, du *sel de cuisine*, ou encore de la *glycérine* mélangée à l'eau en parties égales (Dujardin-Beaumetz).

On conseille encore les lavements de *vinaigre* (30 à 50 gr.), d'*eau savonneuse* (savon 1 à 3 gr. pour 100 à 300 gr. d'eau).

OZÈNE

Faire des *lavages du nez* à l'aide d'un irrigateur, en recommandant au malade de pencher la tête en avant et de respirer profondément, sans faire de mouvements de déglutition.

Introduire dans une narine l'embout de l'irrigateur dirigé directement en arrière.

Employer de l'*eau bouillie*, ou de l'*eau salée* tiède (2 cuillerées à café de sel blanc pour un litre d'eau).

Des aspirations nasales pratiquées matin et soir avec de l'*eau salée extrêmement chaude*, pendant plusieurs mois, donnent d'excellents résultats (BONNIER).

PALPITATIONS NERVEUSES

Prescrire des repas réguliers.

Combattre la constipation (Voyez ce mot).

Défendre le tabac, le café et les alcools.

Repos physique et intellectuel.

On soumettra le sujet à des applications d'eau froide sur la région du cœur, à de grands bains tièdes.

PALUDISME

Voy. *Fièvre intermittente.*

PANARIS

P. RECLUS recommande deux immersions d'une demi-heure à trois heures, dans un *bain de 45° à 50°*, contre les panaris et les phlegmons circonscrits ou diffus.

Pansement antiphlogistique à l'alcool. — Il agit d'une façon efficace sur les affections inflammatoires de la peau (*lymphangites*) et du tissu cellulaire (*phlegmon, panaris*), et ceci de deux façons :

Appliqué dès le début, il semble posséder la propriété de faire avorter l'inflammation et d'éviter la formation du pus ;

Appliqué plus tard, quand le processus est nettement déclaré, il peut encore empêcher son extension et le localiser à une petite étendue.

On commence par nettoyer la peau et la débarrasser

des matières grasses par un nettoyage au *savon* et à l'*éther*.

Puis on prend de la tarlatane, que l'on plie en six ou huit, et on la trempe dans l'*alcool à 95-96°*. L'imbibition de la compresse doit être telle qu'en comprimant celle-ci légèrement avec la main l'alcool ne coule pas de la compresse.

Les compresses, ainsi préparées, sont appliquées directement sur la peau enflammée, de façon à recouvrir toute la région malade, et empiéter de tous les côtés sur une étendue de 1 à 1 c. 1/2, sur la peau, encore saine, qui entoure la traînée ou la plaque de lymphangite.

Par-dessus cette compresse et en la dépassant de un centimètre environ, on met une couche d'ouate hydrophile, épaisse de un ou deux travers de doigt, qu'on recouvre d'une toile imperméable, dont les bords doivent dépasser la couche sous-jacente d'ouate hydrophile.

Le tout est maintenu en place par plusieurs tours de bande.

Le premier pansement est renouvelé au bout de 12 heures.

Les suivants peuvent être laissés plus longtemps en place.

Les effets de ce pansement sont fort remarquables.

La fièvre, quand elle existe, diminue ou cesse complètement au bout de quelques heures.

En cas de processus simplement inflammatoire (lymphangites septiques), la tendance à l'envahissement est arrêtée, la rougeur, la tuméfaction et la douleur s'atténuent rapidement, s'effacent et finissent par disparaître ; les choses se passent de la même façon quand il s'agit de plaies infectées.

Dans les infiltrations inflammatoires (panaris, phlegmon), le pansement à l'alcool amène une résorption de l'exsudat, et prévient ainsi la suppuration quand il est appliqué dès le début ; ou bien il arrête la marche envahissante du processus, localise ce dernier dans un point, et favorise la formation rapide d'une collection purulente limitée, abcès mur, presque encapsulé, dont le pus, dans ces conditions, est fluide, inodore, et s'écoule avec la plus grande facilité à travers une toute petite incision (ROMME).

PANSEMENTS

Les plaies seront lavées à l'*eau bouillie salée*, à défaut de solution antiseptique meilleure.

Le *laurénol* n° 1 est d'un usage commode, en solution à 3 pour 100 dans de l'eau bouillie.

Le *sel marin* en solution a été vanté pour le pansement des plaies par SENNÉ et DEWANDRE, et HOUZÉ DE L'AULNOIT a conseillé de traiter les foyers purulents par des injections d'eau salée.

On pansera ensuite avec des compresses de *toile fine*, ou de tarlatane, préalablement stérilisée par l'ébullition.

Voy. *Antisepsie*, *Opérations* et *Stérilisation*.

PARAMÉTRITE

A la période aiguë, prescrire le repos absolu.

Mettre une *vessie de glace* en permanence sur le bas ventre en interposant de la flanelle.

Soutenir les genoux de la malade avec des coussins.

Donner des laxatifs légers, des *lavements de guimauve*, d'*eau savonneuse* ou de *glycérine*.

En cas de *douleurs persistantes*, appliquer des *compresses de flanelle*, imbibées d'*essence de térébenthine* ou d'*alcool*.

Après la période aiguë, recourir aux *compresses de Priessnitz* (Voy. *Métrites*), appliquées en permanence.

Faire des *injections vaginales chaudes* et

abondantes, de 4 à 8 litres chacune, la femme étant couchée sur le dos.

Faire prendre aussi tous les jours une *injection rectale* chaude avec l'irrigateur élevé à 50 centimètres au-dessus du plan du lit.

Prendre cette injection très lentement et la garder le plus longtemps possible (Reclus).

PARAPHIMOSIS

Envelopper toute la verge dans un *linge mouillé* et comprimer à pleine main toute l'extrémité tuméfiée.

Saisir avec la main gauche la verge au-dessous du bourrelet formé par la muqueuse du prépuce; presser sur le gland avec les doigts de la main droite, embrassant et comprimant tout le gland.

Lorsque l'œdème est réduit, on sent la peau de la verge glisser sur le gland; on comprime encore en attirant la verge, on sent alors un échappement; on cesse de comprimer.

On enlève le linge et on voit le prépuce revenu sur le gland.

On achève la réduction en tirant avec les doigts sur la peau du prépuce (A. Desprès).

Pour le taxis du paraphimosis, il convient de saisir la verge à pleine main,de façon à ce que le gland et le paraphimosis dépassent en avant l'anneau formé par le pouce et l'index gauche.

Pétrissage du gland, après lequel on s'efforce d'introduire l'ongle de l'index droit entre le limbe et la partie qu'il étrangle, afin de refouler sous lui le bourrelet muqueux (Duplay).

Si la réduction n'a pas été obtenue d'emblée et si les phénomènes inflammatoires sont peu prononcés, les choses peuvent être abandonnées à elles-mêmes, la partie étant légèrement comprimée par un *bandage* roulé ou recouverte de *compresses* résolutives.

Dans les cas où il y a de violentes douleurs et où l'intensité des phénomènes inflammatoires fait craindre la gangrène d'une partie étendue du prépuce, l'anneau constricteur sera débridé en plusieurs points avec des *ciseaux* ou un bistouri conduit sur une sonde cannelée (A. DESPRÉS).

PELVI-PÉRITONITE

Appliquer une *vessie de glace* en permanence sur le ventre, en interposant une flanelle épaisse.

Contre les *vomissements*, donner des *boissons glacées*, champagne, lait, grog.

Contre la *constipation*, donner des lavements émollients (*guimauve, graines de lin, pavot*), et des laxatifs légers.

Après la période aiguë, faire des *irrigations vaginales et rectales* chaudes (40° à 50°).

PEMPHIGUS

Faire, matin et soir, des *lotions émollientes*, avec de la décoction de *guimauve* ou de *sureau*;

Ou des *lotions astringentes*, avec de la décoction de *feuilles de noyer* ou d'*écorce de chêne*.

Poudrer avec de la poudre d'*amidon*.

PÉRICARDITE AIGUE

Repos au lit, dans la position demi-assise.

Au début, les ventouses scarifiées, les applications de glace à la région précordiale combattent la *douleur* et la *dyspnée*, et enrayent parfois la maladie (JACCOUD).

On appliquera six à huit *ventouses scarifiées*

sur la région précordiale, au niveau des 3e, 4e et 5e espaces intercostaux gauches.

La *vessie de glace*, appliquée sur la région précordiale, amène une diminution de la fréquence et de l'irrégularité des battements cardiaques, en même temps que la suppression de l'anxiété.

Cependant, il ne faut pas laisser cette glace trop longtemps en contact avec la région malade ; il faut la retirer quand le pouls est descendu à la normale, une heure environ suffit à obtenir ce résultat.

On peut remettre cette vessie plusieurs fois dans la journée.

Cette pratique paraît cependant contre-indiquée lorsque la péricardite est liée à une pneumonie (CONSTANTIN PAUL).

Régime lacté.

La *faiblesse* du malade sera combattue à l'aide des *alcooliques :* vin d'Espagne, Porto, vin chaud, punch, Champagne.

PÉRITONITE AIGUE

On applique sur l'abdomen des *compresses d'eau froide* ou une *vessie de glace,* reposant sur une flanelle épaisse.

Appliquer sur le ventre une flanelle imbibée d'*essence de térébenthine.*

Donner des *boissons froides :* lait stérilisé, café, Champagne.

PERTES BLANCHES

Voy. *Leucorrhée.*

PERTES SÉMINALES

Lorsqu'elles dépendent d'une *irritation* ou d'une *con-*

gestion de la moelle, Trousseau conseille l'application réitérée de *ventouses sèches* et quelquefois même de *ventouses scarifiées* le long de la colonne vertébrale.

Il conseille encore les *embrocations* avec une grosse étoffe de laine, imprégnée d'essence de térébenthine, sur laquelle on passe un fer très chaud.

Lorsque les pertes séminales dépendent d'une *contractilité trop énergique des vésicules et des canaux éjaculateurs*, Trousseau prescrit l'usage des *bains de siège chauds*, aussi chauds que les malades peuvent les prendre.

De plus, il conseille des applications, sur toute la région du périnée, de *sachets de sable très chaud*. Elles doivent être faites le soir, au moment où le malade se met au lit, et le matin au moment du réveil, et durer une demi-heure au moins chaque fois.

Dans les premiers temps de ces applications, les pertes séminales augmentent momentanément, mais cette surexcitation passagère est de courte durée, et l'amélioration ne tarde pas à se faire sentir.

Dans la spermatorrhée passive, au contraire, il faut donner des *bains froids*, des douches excitantes.

PHLÉBITE

Prescrire le repos absolu.

Tenir le membre dans la position horizontale, protégé par un cerceau ;

L'envelopper de ouate.

PHLEGMATIA ALBA DOLENS

Traitement local. — Il consiste d'abord dans l'*immobilisation* du membre atteint, qui doit être placé dans une attitude favorable à la diminution de l'œdème et au rétablissement de la circulation collatérale.

La femme est couchée sur le dos, le membre inférieur allongé sur un coussin de balle d'avoine, de telle façon qu'il repose sur lui par toute sa face postérieure, et que le pied se trouve plus élevé que le genou et que la hanche. Le talon doit dépasser l'extrémité du coussin, de manière à ne subir aucune pression qui amènerait facilement une eschare à ce niveau (RIBEMONT-DESSAIGNE et LEPAGE).

On pratiquera des onctions avec de l'*huile d'olives tiède.*

Le membre sera recouvert d'ouate.

La malade devra garder le repos au lit, et l'immobilité absolue du membre malade pendant *quarante jours au minimum.*

Ne jamais permettre à la malade de se lever avant que la fièvre, la douleur et l'œdème aient disparu.

Il ne faut pas laisser les femmes passer brusquement de la position horizontale à la position verticale, mais procéder par gradations successives.

Permettre d'abord la position demi-assise dans le lit.

Passer ensuite au séjour sur la chaise-longue.

Et enfin ne permettre la station verticale franche et la marche que quand tout phénomène morbide aura disparu.

Il est indispensable, les premières fois que la femme se lèvera, de lui maintenir la jambe et la cuisse avec une *bande de flanelle* qui sera enroulée depuis les orteils jusqu'au pli de l'aine (CHARPENTIER).

TRAITEMENT GÉNÉRAL. — Toniques, *alcool.* Régime lacté.

PHLEGMON

Voy. *Panaris.*

PHTISIE PULMONAIRE

Voy. *Tuberculose pulmonaire.*

PIQURES D'INSECTES

Faire des *lotions fraîches* avec de l'*eau vinaigrée*, ou *alcoolisée.*

Lorsque la piqûre est le fait d'une *abeille*, d'un *frelon*, d'une *guêpe*, il faut *enlever l'aiguillon*, s'il est resté dans les chairs. On se servira de la pointe d'une *aiguille* ou d'une *épingle*, préalablement flambée, en ayant soin de ne pas comprimer la poche à venin, parfois adhérente à l'aiguillon, et qui pourrait se vider dans la plaie, et l'envenimer davantage.

PIQURES VENIMEUSES

Voy. *Morsures venimeuses*.

PLAIES

Voy. *Pansements.*

PLEURÉSIE AIGUE

Diagnostic. — Dans les cas difficiles, le *signe du sou* peut aider très utilement à établir le diagnostic. Voici la technique donnée par le professeur Pitres, de Bordeaux, pour rechercher ce signe.

Sur le sujet assis ou debout un aide applique à plat sur l'une des parois antérieure ou postérieure de la poitrine une *pièce de 10 centimes* tenue avec deux doigts de la main gauche. Puis avec la tranche d'une *seconde pièce de 10 centimes* tenue de la main droite, il frappe sur la première de petits coups secs régulièrement espacés, séparés par des intervalles d'une demi-seconde environ. Le médecin, appliquant une oreille sur le point opposé de la poitrine et se bouchant l'autre oreille avec le bout du doigt, ausculte le bruit engendré par cette percussion.

Si le *poumon* est *sain*, le choc des deux pièces perçu par l'oreille est sourd et mat.

Si dans l'intérieur du poumon se trouvent des noyaux hépatisés *(pneumonie)* ou caséifiés *(tuberculose)*, le bruit est plus assourdi, c'est à peine si on le perçoit.

Si la cavité pleurale est le siège d'un *épanchement gazeux*, le bruit métallique prend un retentissement large, vibrant (*bruit d'airain*, de TROUSSEAU).

Si la cavité pleurale est occupée par un *épanchement liquide*, le bruit est clair, aigu, limpide, argentin. Il paraît prendre naissance au voisinage immédiat de l'oreille. C'est ce bruit que l'on désigne sous le nom de *signe du sou*.

TRAITEMENT. — Repos complet au lit.

Le passage brusque de la position horizontale à la position verticale doit être sévèrement interdit.

Employer d'abord les moyens capables de modérer le travail pleural : *ventouses sèches* et *scarifiées*. — PETER insiste particulièrement sur l'usage des émissions sanguines locales.

Si le malade est pris à temps, on peut, par le repos absolu et les révulsifs, empêcher l'épanchement de se produire.

Dans les pleurésies à début brusque, la médication antiphlogistique s'impose. Il ne faut pas hésiter à appliquer huit ou dix ventouses scarifiées *loco dolenti* (BUCQUOY).

Un traitement à signaler est celui par le *chlorure de sodium*.

On met le malade à la diète sèche, et on lui administre le chlorure de sodium à la dose d'une cuillerée à café toutes les deux heures (48 grammes dans les 24 heures). On obtient ainsi une augmentation considérable des urines, le retour de l'appétit et des forces, et une résorption rapide du liquide (POTAIN).

JACCOUD recommande la *médication lactée exclusive*, comme le traitement le plus sûr, le plus rapide et le moins pénible de la pleurésie aiguë.

Entretenir la liberté du ventre par des *lavements laxatifs*.

PNEUMONIE

TRAITEMENT HYGIÉNIQUE. — Prescrire le *repos* au lit, le *silence*, des *boissons chaudes* émollientes et *toniques*.

La chambre, bien aérée, doit être maintenue à une température constante de 18°.

Pour éviter la congestion du décubitus, on fera coucher le malade tantôt sur un côté, tantôt sur l'autre, et surtout on veillera à ce qu'il soit à demi assis dans son lit.

TRAITEMENT MÉDICAMENTEUX. — Si le malade est vigoureux, on pourra pratiquer une *saignée* de 300 grammes : elle abaisse la température, et diminue momentanément la dyspnée, mais elle affaiblit le malade.

Il est préférable d'avoir recours aux *ventouses scarifiées ;* c'est un remède héroïque contre le point de côté.

Comme moyen révulsif, on substituera avec avantages le *marteau de Mayor* au vésicatoire (Voy. ce mot).

Alcool. — L'*alcool* est particulièrement indiqué dans la pneumonie, chez les alcooliques, les vieillards, les cachectiques, dans la pneumonie ataxo-adynamique, lorsqu'il y a du délire, de l'hyperthermie, et dans les pneumonies secondaires.

Pour que l'alcool réussisse, il faut le donner à doses massives.—Todd allait jusqu'à donner 400 à 500 grammes par jour.

Béhier donnait, dès le premier jour, 80 grammes d'*eau-de-vie* étendue de 50 grammes d'eau sucrée, par cuillerées à soupe toutes les 2 heures. Dès le second jour du traitement, la dose d'eau-de-vie était portée à 100 et même 150 grammes.

Donner de 150 à 300 grammes, lorsque la lésion es. bien nette et la température élevée. — Pour éviter l'ébriété, les doses sont répétées, petit à petit, par gorgées chaque quart d'heure ou chaque demi-heure (Huchard).

Les enfants de deux ans à deux ans et demi peuvent supporter sans éprouver d'ivresse jusqu'à 80 grammes d'eau-de-vie (Trousseau).

On prescrit généralement 10 grammes d'eau-de-vie par jour et par année d'âge (Comby).

La *potion alcoolique de Gübler* est extrêmement simple et facile à exécuter :

Eau de vie....................	āā 50 grammes.
Eau commune................	
Sirop simple, ou sirop d'écorce d'orange.	

On peut conseiller encore la *mixture alcoolique de Dorvault* :

Eau de vie de Cognac...........	āā 90 grammes.
Infusion de cannelle............	
Jaunes d'œuf..........................	n° 2
Sucre blanc pulvérisé..................	15 gr.

Café. — Le *café* est indiqué, lorsque le système nerveux a besoin d'être relevé, somnolence, adynamie, coma.

Une tasse de café, faite avec 12 grammes de café, renferme environ 0 gr. 24 de caféine.

Une tasse de thé, faite avec 3 gr. de thé, représente environ 0 gr. 10 de caféine (BARDET).

Bains froids. — La *réfrigération directe* est et doit rester une méthode d'exception, inutile dans les formes bénignes ; elle doit être réservée pour certaines formes graves.

Le premier soin à prendre, avant d'appliquer les bains froids au traitement de la pneumonie, c'est de rechercher si le cœur, les vaisseaux, les centres nerveux sont en état de les supporter. Chez les cardiaques, les diabétiques, les athéromateux, il sera prudent de s'abstenir.

Mais si l'asthénie cardiaque semble être le résultat de la maladie elle-même, mieux vaut pécher par trop de hardiesse que par trop de timidité.

Les seuls dangers à redouter sont la syncope et l'asphyxie, résultant de l'affaiblissement du cœur.

Donc, si on a le choix, on n'attendra pas pour commencer les bains que le cœur donne des signes de lassitude ; on les instituera dès que la pneumonie prendra une tournure tant soit peu sérieuse.

On individualisera le traitement suivant l'âge du malade, sa résistance organique, l'intensité de ses réactions.

A-t-on quelques craintes de collapsus, on donnera les bains presque tièdes, en les refroidissant peu à peu, autant que l'exige le degré de la fièvre.

Si on a affaire à une forme infectieuse, les moyens termes ne suffisent plus, il faut donner des bains tout à fait froids.

Pour soutenir l'action du cœur, on usera largement des *stimulants* avant et après le bain.

On prescrit un bain froid toutes les 4 heures ; de 28 à 30° d'abord.

Si la fièvre persiste après les premiers bains, abaisser leur température, les jours suivants, à 22°, 20°, 18°.

Si le cœur est en bon état, débuter par le bain à 18°.

Si les bains à 18°, répétés toutes les 3 heures, ne suffisent pas pour amener une détente de la fièvre, on abaissera encore davantage le degré et on les donnera plus fréquents.

Comme stimulant, faire prendre un peu de *grog* avant le bain et du *vin chaud* après le bain (H. BARTH).

A défaut de bains, on pourra faire des *lotions* fréquentes avec de l'*eau vinaigrée froide*.

RÉGIME. — Les malades seront nourris avec du *lait*, des œufs, du bouillon, des crèmes, du *café*, des *vins généreux*.

POUX DE LA TÊTE

Les soins de propreté suffisent ordinairement pour détruire les poux de la tête.

Couper les cheveux courts.

Si l'on ne veut pas couper les cheveux, les saupoudrer avec de la *poudre de pyrèthre*, ou du *poivre noir* en poudre.

Savonner la tête fréquemment, et faire des lotions avec de l'*alcool camphré* ou du *vinaigre chaud*.

Détacher les lentes avec un peigne fin, humecté de vinaigre chaud.

Pour détruire les poux de la tête, il est un moyen fort simple, qui consiste à *huiler* largement les cheveux; le corps gras tue les poux, en bouchant leur trachées et en les asphyxiant (LITTRÉ).

POUX DU PUBIS

On détruit les poux du pubis par des lotions avec l'*essence de térébenthine*, l'alcool camphré, la *benzine*, ou une décoction de *tabac* dans la proportion de 60 grammes pour un litre d'eau (LITTRÉ).

PROSTATITE AIGUE ET CHRONIQUE

Prescrire le *repos* au lit, la *diète*, ou une alimentation légère, des *boissons émollientes*, des *bains de siège* tièdes.

Combattre la douleur, au moyen de larges *cataplasmes* et de *grands bains*.

Combattre la constipation par des *laxatifs*.

Les *grands lavements d'eau chaude* (40° à 45°) produisent d'excellents résultats dans la *prostatite aiguë*, en particulier dans la *prostatite blennorragique*.

Les lavements à 45°, répétés deux fois par jour, sont conseillés par P. RECLUS.

La canule doit être introduite peu profondément et le liquide être poussé presque goutte à goutte, de façon que 500 grammes ne soient injectées qu'en 10 ou 15 minutes.

En même temps, des *compresses*, imbibées d'eau à la même température, sont appliquées sur le périnée, et renouvelées, s'il y a lieu, trois ou quatre fois par jour.

Les lavements à 50°, injectés très lentement et répétés deux fois par jour, décongestionnent la prostate atteinte d'*inflammation chronique* et calment momentanément les douleurs.

Les congestions de l'*hypertrophie de la prostate* sont efficacement combattues par des lavements à 45 ou 50°, administrés comme les précédents.

PRURIT

Donner des *bains d'amidon*.

Faire des *lotions* avec de l'*eau vinaigrée.*

Vinaigre........................	5 à 10 gr.
Eau..............................	1000 —

Le *blanc d'œuf*, étalé sur la peau, forme après dessiccation une pellicule très adhérente, et calme très bien le prurit et les phénomènes inflammatoires liés aux différentes affections cutanées (Lewith).

Le malade peut faire lui-même ces applications, pour lesquelles il y a lieu de procéder comme il suit :

Après s'être lavé les mains, on vide un œuf de poule, on verse le blanc dans un petit verre en ayant soin de le bien agiter avec le doigt afin de lui donner une consistance homogène, puis on en étale, toujours avec le doigt, une mince couche sur les parties malades et on l'y laisse sécher.

Il se forme alors un enduit protecteur qui exerce sur la peau sous-jacente une certaine compression.

Cette pellicule se déchire assez vite, surtout aux régions où les contractions musculaires sont fréquentes, à la face par exemple ; mais il est facile de remédier à cet inconvénient en faisant une nouvelle application de blanc d'œuf.

C'est surtout dans les *eczémas* généralisés que les applications de blanc d'œuf rendent des services.

PRURIT VULVAIRE

Modifier la nutrition générale des malades qui sont herpétiques ou arthritiques : abstinence de boissons alcooliques, d'épices, de poissons, de crustacés ;

Boissons alcalines ;

Laxatifs ; bains prolongés.

Rosenthal a obtenu de bons résultats en faisant des *lotions* avec une éponge trempée dans de l'*eau chaude*, aussi chaude qu'elle pourra être supportée.

PUSTULE MALIGNE

Voy. *Charbon.*

PYÉLITE, PYÉLONÉPHRITE

Hygiène générale. — Exciter les fonctions de la peau. *Frictions alcooliques.*

Eviter tout ce qui peut provoquer une congestion rénale : éviter le froid.

Porter de la *flanelle,* des vêtements chauds.

Rester au lit, le matin.

Ne pas sortir par les temps humides.

Régime alimentaire. — *Régime lacté* obligatoire et méthodique : de 7 h. du matin à 10 h. du soir, prendre toutes les 3 heures un demi-litre de lait. Ce demi-litre sera bu par petites gorgées, en 20 minutes à une demi-heure.

La nuit, le malade ne prendra rien.

Si la tolérance du malade est grande, on pourra augmenter jusqu'à 600 ou 700 grammes par prise.

Le régime lacté prolongé est une excellente condition pour la réussite du traitement, car, seul, le lait n'irrite pas l'émonctoire rénal (Voy. *Lithiase rénale*).

En cas de dégoût pour le lait, conseiller les potages faits de farines diverses et de lait, des crèmes aromatisées aux parfums préférés, etc.

Aliments défendus : gibier, viande noire, épices, alcool.

Comme boisson : vin rouge, fortement coupé d'eau légèrement alcaline (A. Robin).

RACHITISME

Les *bains salés,* deux à cinq kilogr. de chlorure

de sodium par bain, d'un quart d'heure de durée, sont particulièrement efficaces.

On a conseillé de se servir de préférence de *sel ayant servi à saler la morue* et contenant de l'iode, du brome et divers autres principes de l'eau de mer.

On a préconisé aussi les bains de *lie de vin.*

Des *frictions alcooliques* (eau de Cologne, alcoolat de lavande, eau-de-vie, etc...) seront faites chaque jour.

RAGE

Lorsqu'un individu vient d'être mordu par un animal enragé, il faut, le plus rapidement possible, *lier le membre* au-dessus de la morsure, laver la plaie, l'agrandir au besoin si elle est anfractueuse, la faire saigner et cautériser vigoureusement au *fer rouge.*

Gosselin conseillait de provoquer, chez le blessé, des sueurs abondantes, de lui administrer des *purgatifs répétés*, de faire de l'exercice au grand air.

En même temps, on donnera de grands *bains prolongés.*

On prescrira une riche alimentation.

Faire boire beaucoup, mais faire boire les malades avec un chalumeau en leur cachant le verre.

Obscurité et calme le plus complet.

RECTITE AIGUE

Donner des *lavements émollients* (guimauve, son) et des *bains de siège.* — Laxatifs.

RECTITE CHRONIQUE

Faire des *irrigations rectales chaudes* et administrer des *lavements astringents* (feuilles de noyer, écorce de chêne).

RÉVULSION

Voy. *Sinapisme* et *Vésicatoire*.

RHINITE ATROPHIQUE

Voy. *Ozène*.

RHINITE CHRONIQUE HYPERTROPHIQUE

Moure conseille les *grandes irrigations* (Voy. *Coryza aigu*) avec 20 grammes de chlorure de sodium par litre d'eau bouillie.

RHUMATISME ARTICULAIRE AIGU

Prescrire le *repos absolu* au lit, à l'abri des courants d'air.

Alimentation très légère : *lait* en abondance, bouillon, potages ;

Comme boissons, de la *limonade*, de l'eau vineuse, des *infusions diurétiques* (chiendent, reine des prés).

Le *suc de citron*, à la dose de 120 à 200 grammes, par cuillerées, dans l'eau sucrée, a été recommandé contre le rhumatisme aigu.

Oindre les articulations avec de l'*huile* et les envelopper d'ouate et de *flanelle*.

S'il y a hyperthermie (40°), donner des *bains froids* (20 à 22°) répétés.

RHUMATISME CÉRÉBRAL

Le *bain froid* est le traitement de choix du rhumatisme cérébral aigu.

Lorsqu'il y a du délire et que la température monte à 40 ou 41°, DIEULAFOY conseille le bain à 30° refroidi progressivement jusqu'à 20 et 18°, d'une durée de quinze à vingt minutes.

L'hyperthermie cède facilement, les symptômes cérébraux diminuent d'intensité.

On donne d'ordinaire trois à cinq bains de 20 à 22° par 24 heures (MANQUAT).

RHUMATISME CHRONIQUE

Bains de vapeur.

Voici un procédé qui est à la portée de tout le monde et peut s'improviser rapidement et à peu de frais.

On étend sur le lit une couverture de laine, sur laquelle on place le malade qui garde sa chemise.

Sous chaque pied et de chaque côté du tronc, on met une *bouteille de grès* remplie d'eau bouillante et très solidement bouchée; chaque bouteille, avant d'être mise en place, a été préalablement entourée d'un essuie-main ou de plusieurs serviettes bien mouillées avec de l'eau chaude, et enveloppée ensuite dans une pièce de flanelle.

Les bouteilles une fois placées, on rabat la couverture de laine sur le malade, et l'on met encore une couverture et un édredon.

Au bout d'un quart d'heure, le malade se trouve dans un véritable bain de vapeur, qui provoque une transpiration abondante et dans lequel on le maintient pendant un temps variable, suivant le cas.

Afin de favoriser la sudation, on pourra faire prendre une ou deux tasses d'*infusion chaude de tilleul.*

Pour sortir le malade de son bain de vapeur, on retire, sans le découvrir, la couverture de laine sur laquelle il a été placé avec les bouteilles.

On l'essuie sous la seconde couverture et l'édredon laissés en place.

Au bout de vingt à trente minutes, on peut le changer de linge.

Bains de sable. — Les *bains de sable chaud* donnent des résultats très satisfaisants, dans le rhumatisme chronique, et particulièrement l'arthrite chronique déformante. On emploie les bains généraux et les bains locaux. Ils doivent être donnés à 50°; leur durée est de 30 à 60 minutes.

Ils calment rapidement les douleurs; on observe ensuite une diminution du gonflement, la résorption des exsudats et des épanchements articulaires.

Dans le *rhumatisme noueux*, il est bon d'employer les *bains* ou les *douches de sable chaud*. C'est un moyen résolutif et calmant d'une puissance considérable.

Il faut plonger les parties affectées dans du sable chaud, ou laisser tomber sur elles du sable à une aussi haute température que possible. Cette température peut être de 60 et même de 70°.

Les douches ou les bains locaux de sable chaud doivent être employés deux ou trois fois par jour et pendant une ou deux heures.

Il est important que le sable soit maintenu au même degré de température, condition facile à obtenir parce que le sable ne se refroidit que lentement, et qu'il est toujours possible de le remplacer lorsqu'il commence à se refroidir.

Les malades accusent une sensation de brûlure très pénible, — mais ils éprouvent bientôt un soulagement notable (TROUSSEAU).

RHUMATISME MUSCULAIRE

Recourir aux *applications très chaudes*, sous formes de flanelle chaude, sacs de sable chauffés (Voy. *Rhumatisme chronique*).

Onctions et massage avec de l'*huile chaude*.

ROUGEOLE

Traitement hygiénique. — Le traitement doit être surtout hygiénique.

La chambre, bien aérée, doit être maintenue à une température constante de 18°.

On veillera à ce que les enfants ne soient pas abandonnés dans leur lit, toujours couchés sur le même côté ; il faut prévenir les congestions hypostatiques en déplaçant souvent les enfants, en les prenant dans les bras ou en les tenant sur les genoux. Ces déplacements leur sont utiles et ne leur occasionnent aucune fatigue.

On donnera un *bain de propreté*, le premier jour. On fera faire des *lavages* fréquents, à l'eau boriquée tiède ou à l'eau bouillie, des yeux, des narines, de la bouche et des parties génitales.

Régime : lait, bouillon, tisanes.

Il sera bon d'insister, comme nourriture et comme boissons, sur le régime lacté, les bouillons, le grog léger, la limonade cuite.

Traitement médicamenteux. — S'il y a hyperthermie, accélération du pouls au-dessus de 130, délire, convulsions, ataxo-adynamie, il faut donner des *bains froids*.

La température du bain doit être proportionnée à la nature et à l'intensité du mal ; mais, dans tous les cas, il ne faut pas se contenter de bains tièdes.

Administrer le bain froid de 22 à 24°, s'il s'agit d'un enfant ; de 18 à 20°, s'il s'agit d'un adulte.

On peut mettre le malade dans le bain à 24° et baisser graduellement la température du bain à 23°, 22°, 21°, 20°.

Laisser le malade dans le bain de 5 à 10 minutes, suivant l'état du pouls et de la respiration.

En même temps, faire des affusions froides sur la tête.

On doit renouveler le bain toutes les trois ou quatre heures, aussi longtemps que la température remontera et que les accidents nerveux menaceront (Dieulafoy).

L'isolement à la *chambre rouge*. (Voy. *Variole*) donne de bons résultats.

Lorsque l'exanthème morbilleux tarde à paraître et qu'il y a congestion pulmonaire, dyspnée, Trousseau conseille de recourir à l'*artication*. On fustige le malade avec l'ortie, deux ou trois fois dans les 24 heures, de façon à produire sur la peau une abondante éruption. Cette urtication, moins douloureuse qu'on ne l'imagine, produit un effet immédiat. Bien que la fièvre ne cède pas, l'oppression diminue graduellement, à mesure que la fluxion vers le tégument externe se prononce.

Lorsqu'on se trouve en présence d'accidents congestifs du côté des poumons, il importe tout d'abord de recourir à la médication révulsive.

A cet effet, on appliquera fréquemment, en avant et en arrière du thorax, des *ventouses sèches*, ou bien des *cataplasmes sinapisés*, aussi chauds que possible.

On prescrira en même temps une *potion alcoolique*.

Si les accidents broncho-pulmonaires persistent intensifs (bronchite capillaire, broncho-pneumonie à noyau unique, ou à noyaux multiples et disséminés), il ne faut pas attendre les accidents asphyxiques pour instituer la *balnéation* (Voy. *Broncho-pneumonie*).

La balnéation peut être tiède ou chaude, 38° ou 40°, ou froide. Josias préfère cette dernière. Plus tôt elle sera instituée, plus grandes seront les chances de succès.

Cependant, quand la température est peu élevée, et que l'état adynamique est modéré, on peut se contenter des cataplasmes sinapisés, des ventouses sèches.

Mais si la réaction thermique est intense et s'accompagne de phénomènes ataxo-adynamiques sérieux, il faut pratiquer la balnéation froide systématique.

Lorsque la température rectale est de 39° ou au-dessus, Josias prescrit un bain de 20° à 22° d'une durée de 5 à 10 minutes, toutes les trois heures.

A défaut du bain froid, on pourra recourir à l'*enveloppement* dans le drap mouillé.

En même temps on soutient l'organisme avec les boissons chaudes, le thé alcoolisé, les grogs, le lait.

En cas de défaillance cardiaque, donner du *café noir*.

ROUGET (BÊTE D'AOUT)

Le meilleur moyen de s'en débarrasser est de faire des frictions vigoureuses avec du *vinaigre*.

SALPINGITE

Période aiguë. — Prescrire le repos absolu.

Appliquer sur l'abdomen des compresses de Priessnitz.

Faire des irrigations vaginales et rectales chaudes (40° à 50°) et prolongées.

Régime lacté ; — aliments liquides.

Après la période aiguë. — Contre la douleur, la congestion, et pour activer la résorption des exsudats, prescrire les lavements chauds de 45° à 50°, pris lentement, deux fois par jour.

SCARLATINE

Traitement. — Réaliser l'asepsie de la peau, en administrant, dès le premier jour de l'éruption, un *bain savonneux* tiède de 32 ou 35° (Sevestre).

Réaliser autant que possible l'asepsie de la bouche et de la gorge des scarlatineux par des *lavages* fréquents à l'eau boriquée tiède ou à l'eau bouillie.

Instituer le *régime lacté* absolu, dès que le diagnostic est établi : il faut le continuer deux ou trois semaines après la guérison (Jaccoud).

Contre les accidents nerveux (hyperthermie, délire, convulsions), Trousseau conseille les *affusions froides*.

Le malade est mis nu dans une baignoire vide, on lui jette sur le corps trois ou quatre seaux d'eau à la température de 20 à 25°.

Cette affusion dure un quart de minute à une minute au maximum.

Immédiatement après, le patient est enveloppé dans des couvertures, puis remis au lit sans être essuyé, mais il doit être recouvert convenablement.

Généralement la réaction s'est établie avant que 15 à 20 minutes se soient écoulées.

Les affusions sont renouvelées une, deux fois dans les 24 heures, suivant la gravité des accidents; elles doivent être administrées aussitôt que les phénomènes nerveux commencent à prendre une intensité qui fait craindre un péril imminent, et répétées jusqu'au moment où les accidents se sont amendés, de façon à ne plus laisser d'inquiétude sérieuse.

Si la température dépasse 40°, on aura recours aux *bains froids*.

Si la famille repousse les affusions froides ou les bains froids, Trousseau conseille d'avoir recours à de simples *lotions* avec de l'eau à 25°.

Le malade mis sur un lit de sangle, on passe rapidement, d'abord sur la face antérieure du corps, puis sur la face postérieure, des éponges imbibées de cette eau à 25°.

Le malade est ensuite remis au lit enveloppé dans des couvertures, comme après les affusions froides.

Voy. *Anasarque, Convulsions.*

Prophylaxie. — Les scarlatineux doivent être isolés; tout ce qui les touche doit être soigneusement désinfecté.

Pour faciliter la desquamation de la scarlatine, on fera des frictions avec de l'*huile tiède*, et on donnera un grand *bain* savonneux *tiède* (36°).

SCIATIQUE

Voy. *Névralgie sciatique.*

SCORBUT

Donner des *fruits, groseilles, raisin*, des *légumes frais*, du *vinaigre*, du *jus de citron* ou d'*orange*, du *cresson*, des limonades, des boissons vineuses et alcoolisées.

Manger chaque jour trois citrons, une botte de cresson et de l'oseille (Bouchardat).

Toucher les gencives avec un mélange de *jus de citron* et d'*eau-de-vie.*

Réveiller les fonctions de la peau par des *frictions.*

SCORPION

Voy. *Morsures venimeuses.*

SCROFULE

Recommander la vie au grand air et au soleil, une alimentation saine et fortifiante, les aliments gras (*beurre*).

Stimuler les fonctions de la peau : *frictions*

sèches ou *alcooliques, bains salés* (Voy. *Rachitisme*).

Prescrire les *tisanes amères* (houblon), le café de *glands torréfiés* (café de glands doux).

SEPTICÉMIE AIGUE

Boissons abondantes et diurétiques, pour faciliter l'élimination des toxines.

Alcool à hautes doses.

SEPTICÉMIE PUERPÉRALE

Voy. *Fièvre puerpérale*.

SINAPISMES

Les sinapismes ont généralement pour base la farine de *moutarde* : on y ajoute, pour les rendre plus actifs, du *poivre* et de l'*ail*.

On peut remplacer la farine de moutarde par une pâte faite avec du *vinaigre* et du poivre en poudre, ou par de l'ail coupé menu et pilé.

On peut se servir pour sinapisme de *moutarde de table*, elle opère très bien la rubéfaction.

On peut encore mettre à profit les propriétés rubéfiantes du *poivre*.

Trousseau donne la formule suivante pour un cataplasme :

Orge ou avoine légèrement torréfiée et pulvérisée	120 gr.
Vinaigre	30 —
Blancs d'œufs	n° 3
Eau	Q. S.

Mêlez à froid, de manière à faire une espèce de pâte

que l'on étend sur de la toile, et que l'on saupoudre avec :

Poivre pulvérisé..................... 30 gr.

On devra se servir de poivre noir récemment moulu.

On peut employer la *chaleur*, soit par contact au moyen de linges, de *briques* ou de *fers à repasser* chauffés, soit par l'*eau chaude* (bains locaux, éponge imbibée d'eau chaude, puis exprimée).

SIPHON

Voy. *Irrigations.*

SONDES

Voici un moyen d'empêcher les sondes métalliques de laisser recouler l'urine sur des sutures scrotales ou perinéales.

Souvent quelque inclinaison que l'on donne au pavillon des sondes métalliques, il arrive que l'urine sortie de l'orifice externe recoule en bavant le long de la paroi et salisse tout ce qui se trouve en dessous.

Afin d'éviter ce petit mécompte, on charge le pavillon d'un court tube de caoutchouc. Le poids de l'urine infléchit suffisamment ce tube pour que son contenu aille tomber sans scission dans le bassin où on veut la recueillir (Dr Beugnies, de Givet).

Voy. *Stérilisation des sondes.*

SPASME DE LA GLOTTE

Au moment de l'accès, on fera des *aspersions d'eau froide* sur le visage, et des *frictions* sur le corps.

Voy. *Laryngite striduleuse.*

SPERMATORRHÉE

Voy. *Pertes séminales.*

STÉRILISATION DE L'EAU

On obtient de l'eau parfaitement stérilisée par l'*ébullition* simple, prolongée, ou mieux par l'ébullition répétée (chauffage discontinu de Tyndall).

Une première ébullition tue les bactéries adultes; les germes persistent, mais avec une vitalité moindre.

Une seconde ébullition détruit les germes devenus adultes.

L'addition de *chlorure de sodium* dans l'eau dans la proportion de 7 p. 1000 (solution physiologique) élève le point d'ébullition de l'eau à 101°, et par l'ébullition on obtient un liquide d'une asepsie parfaite.

Voy. *Diarrhée infantile.*

STÉRILISATION DES INSTRUMENTS

Pour les instruments métalliques, le procédé le plus simple est le *flambage.*

Le *flambage* est un moyen excellent, simple et très pratique, mais ne peut être utilisé que pour les instruments entièrement métalliques.

Il peut se pratiquer à l'aide d'une lampe à alcool, au-dessus de laquelle on promène pendant une ou deux minutes les instruments à stériliser.

Pour stériliser un grand nombre d'instruments à la fois, on verse de l'alcool sur les instruments déposés dans un plateau en métal ou en porcelaine et on y met le feu : cette pratique est appelée d'une expression pittoresque le *punch aux instruments.* Il suffit de très peu de temps pour assurer une stérilisation complète, et, la flamme éteinte, on verse sur les instruments de l'*eau bouillie*.

Pour stériliser les cuvettes, on y verse un peu d'alcool qu'on enflamme.

La *stérilisation par l'eau bouillante* est un des moyens les plus simples et les plus pratiques, un de ceux que SCHWARTZ recommande tout spécialement au praticien, parce qu'il peut être mis en usage partout, et donne des résultats particulièrement bons dans la pratique des campagnes, où l'élément microbien est relativement moins à craindre.

On obtient une stérilisation parfaite en plongeant les instruments dans l'*eau bouillante* pendant 10 à 15 minutes.

L'addition de carbonate de soude dans l'eau à la dose de 10 p. 1000 augmente son point d'ébullition qui est porté à 104° et donne une solution qui dégraisse les objets, ce qui en rend la stérilisation plus facile et plus rapide.

Le carbonate de soude est l'agent actif de la *lessive ordinaire* des campagnes, qui est très bactéricide.

Les instruments ne se rouillent pas, si on a soin de les immerger quand l'eau est déjà en ébullition ; ils s'altèrent au contraire, si on les immerge quand l'eau est encore froide.

Stérilisation par l'huile d'olives surchauffée. — D'après le docteur A. E. WRIGHT, professeur de pathologie à l'Ecole militaire de médecine de Netley, l'immersion dans l'*huile d'olives pure*, chauffée à 160° ou 180°, constituerait un procédé de stérilisation sûr, commode et rapide des divers instruments métalliques employés en chirurgie.

En effet, l'examen bactériologique a démontré que des instruments et des seringues plongés préalablement dans des cultures de microbes pathogènes à spores très résistantes deviennent stériles après avoir séjourné quelques instants dans de l'huile surchauffée.

Pour être certain que l'huile a atteint 160° à 180°, chaleur nécessaire pour réaliser une stérilisation complète, point n'est besoin de thermomètre; il suffit de jeter un *petit morceau de pain* dans l'huile et d'observer ce qui se passe : on le voit se ratatiner et prendre une coloration brune dès que la température atteint 160° à 180°.

Ce même procédé de stérilisation convient bien pour les seringues à piston d'amiante. On chauffe l'huile dans une cuiller sur la flamme d'une lampe à alcool et, aussitôt que l'épreuve du pain montre que l'huile a atteint la température voulue, on rince la seringue avec ce liquide. L'immersion des aiguilles de la seringue dans l'huile surchauffée a non seulement pour effet de les stériliser, mais aussi de les protéger contre la rouille.

STÉRILISATION DES MAINS DE L'OPÉRATEUR

Le lavage des mains et de l'avant-bras sera fait patiemment et méthodiquement avec de l'*eau chaude*, du *savon* et une *brosse*, pendant cinq minutes au moins.

Les mains bien lavées, on nettoie les ongles avec un *cure-ongle*, puis de nouveau avec la brosse.

La brosse sera préablement stérilisée par ébullition dans l'eau salée.

Ensuite on se lavera avec une solution antiseptique (sublimé, phénol ou *laurénol*) ou à défaut avec de l'*eau salée bouillie*.

Il n'est pas de maison où l'on ne puisse aisément se procurer de la *moutarde*. M. ROSWELL PARK l'emploie comme antiseptique. Il se frotte les mains avec un mélange de savon vert, de farine de blé et de farine de moutarde pendant 5 minutes, en ayant soin de nettoyer soigneusement les ongles; les mains seraient stérilisées.

Employée de cette façon, la moutarde ne donne pas de sensation désagréable; en même temps qu'elle produit la rubéfaction de la peau, l'huile essentielle accomplit son œuvre d'antisepsie.

La moutarde a en outre l'avantage d'être un efficace désodorisant, qui fait disparaître des mains les odeurs désagréables provenant des pansements et en particulier de l'iodoforme.

STÉRILISATION DES OBJETS DE PANSEMENTS

Le *chlorure de sodium* ajouté à l'eau à la dose de 7 p. 1000 élève son degré d'ébullition à 101°.

Cette eau salée peut stériliser, après quelques minutes d'ébullition, les linges, les tampons, les fils à ligature, etc...

Stérilisation de la tarlatane. — Le docteur P.-P. Hellat (de Saint-Pétersbourg) se sert avec avantage, dans la pratique oto-rhinologique et ophtalmologique de même qu'en petite chirurgie, d'un procédé de stérilisation de la tarlatane susceptible d'être employé dans n'importe quelles conditions et qui est le suivant :

On découpe la tarlatane en bandelettes qu'on humecte d'eau, puis, saisissant chacune d'elles avec deux pinces, on les passe à tour de rôle et à plusieurs reprises au-dessus de la flamme d'une *lampe à alcool* ou au-dessus d'un *réchaud*, en ayant soin qu'aucune partie de la bande n'échappe à l'action de la chaleur.

La durée de cette manœuvre varie naturellement suivant l'intensité du foyer calorifique.

Les expériences bactériologiques de M. le docteur A.-J. Ucke ont montré que la gaze ainsi traitée n'a pas subi une désinfection absolue, mais cette stérilisation relative s'est montrée, entre les mains de M. Hel-

LAT, parfaitement suffisante pour les besoins de la pratique courante.

Le seul inconvénient du procédé, c'est que, pour les grands pansements, il exige beaucoup de temps, à moins qu'on n'ait des aides à sa disposition.

STÉRILISATION DE LA PEAU

Pour obtenir l'asepsie de la peau de l'opéré, il faut la traiter comme nous avons dit pour les mains.

Toute la région du champ opératoire, qu'il s'agisse d'une incision d'abcès, d'une injection sous-cutanée, d'une scarification, etc..., sera largement *savonnée* avec de l'*eau tiède* et *brossée;* on rasera les poils, non seulement au niveau du lieu de l'opération, mais encore sur les parties voisines.

La peau sera ensuite lavée et frottée avec de l'*alcool* ou de l'*éther*, puis avec une solution antiseptique, ou à défaut avec de l'*eau salée bouillie*.

En attendant le moment d'intervenir, on recouvrira la peau avec une compresse humide stérilisée.

Chez les paysans dont la peau est épaissie et endurcie, FORGUE conseille de laver avec de l'*essence de térébenthine*.

STÉRILISATION DES SONDES

Les sondes en caoutchouc (sondes NÉLATON) sont faciles à conserver et à stériliser.

Quand elles auront servi, elles seront essuyées avec soin pour les débarrasser des corps gras employés pour le cathétérisme.

Elles seront ensuite lavées à *grande eau*, lavées au *savon* et à la *brosse*, puis rincées dans de l'*eau bouillie*.

On injectera dans l'intérieur de la sonde de l'*eau savonneuse*, puis de l'eau bouillie.

Cela fait, les sondes sont essuyées avec soin et sont mises à sécher.

Pour les sécher, on peut simplement les laisser un temps assez long à l'*air libre* ou dans un tiroir.

Il suffira, au moment d'employer les sondes ainsi préparées, de les faire bouillir pendant dix minutes environ dans une *poissonnière* longue ou une simple *casserole* (Edgar CHEVALIER).

STRANGULATION

Voy. *Asphyxie.*

SUBMERSION

Débarrasser le noyé de ses vêtements en les coupant.

Le coucher un peu sur le côté et de préférence sur le côté droit.

Incliner la tête en avant, en la soutenant par le front, et écarter les mâchoires pour faciliter la sortie de l'eau ; on peut même au besoin, immédiatement après le sauvetage, pour faire mieux sortir l'eau, placer à différentes reprises la tête un peu plus bas que le corps.

Débarrasser la bouche des mucosités, avec le doigt ou un linge ; ou aspirer les mucosités avec un tube.

Réchauffer le noyé avec des *briques*, des *couvertures chaudes*, etc.

Frictions sèches ou avec un liquide stimulant.

Inhalations de *vinaigre*, d'ammoniaque étendue.

Chatouillement des narines, de la luette.

Respiration artificielle : pressions alternatives sur la poitrine et le bas-ventre.

Insufflation d'air dans les poumons, de bouche à bouche, ou avec un tube laryngien, une sonde en gomme, un *tuyau de pipe*, etc.

Marteau de Mayor.

Tractions rythmées de la langue (Voy. *Syncope*).

Si les symptômes sont ceux d'une congestion cérébrale : appliquer des *sinapismes* sur les membres, de la *glace* sur la tête, donner un *lavement purgatif* (gros sel).

Ne pas donner à boire avant d'être sûr que le noyé peut avaler.

Après le rétablissement de la respiration, s'il y a plénitude de l'estomac, nausées, provoquer les vomissements par la titillation de la luette.

Ne pas se lasser trop tôt d'administrer des secours, ni désespérer d'un noyé qui a passé un quart d'heure, une demi-heure ou davantage sous l'eau.

Voy. *Asphyxie.*

SUETTE

Traitement externe. — *Ventouses sèches*, contre l'oppression.

Lotions répétées d'eau fraîche vinaigrée.

Lorsque la température atteint ou dépasse 41°, il est indiqué de recourir à l'*eau froide* (25° à 15°).

Suivant les cas, on emploiera les lotions, les affusions, ou les bains (Brouardel).

Traitement interne. — *Limonade vineuse* (Laboulbène). Purgatifs.

SUEURS DES PHTISIQUES

Voy. *Tuberculose.*

SUTURES

A défaut d'aiguille à suture, on peut se servir de

l'*aiguille d'une seringue* à injections hypodermiques.

On introduit dans l'aiguille, comme cela se pratique d'ordinaire pour l'empêcher de se boucher, un fil d'argent, sans laisser déborder le fil en avant. On transfixe alors les parties à suturer, et pour cela il est facile de donner à l'aiguille telle courbure que l'on désire. Le fil est poussé hors l'aiguille, et saisi à son extrémité ; l'aiguille retirée, le fil reste seul dans la plaie. Il ne s'agit plus que de le couper bien droit au ciseau et de le tordre, et l'aiguille reste montée pour le point suivant en retirant un peu le fil hors de la pointe.

Ce procédé est moins douloureux que l'emploi de l'aiguille de Reverdin, ou de l'aiguille ordinaire, puisqu'il faut, dans les deux cas, passer le volume de l'aiguille, plus le double volume du fil recourbé en anse ; et cela ne se fait pas sans à-coup ni tractions assez fortes (Auguy).

Lorsqu'on est dénué de toute ressource, on peut recourir à la *suture entortillée*.

Pour faire cette suture, on prend plusieurs *épingles*, qui doivent rester à demeure dans la plaie, et un *long fil*.

On introduit une des épingles à une des extrémités de la plaie, en l'enfonçant d'un côté de dehors en dedans, de l'autre de dedans en dehors.

Lorsque l'épingle est introduite, on l'embrasse en passant, au-dessous des extrémités laissées libres de chaque côté des téguments, la partie moyenne d'un fil, qui alors décrit une anse dont la convexité regarde la plaie.

On applique la deuxième épingle, ainsi qu'il a été dit plus haut.

On reprend alors le fil, on le fait entrecroiser en avant de la plaie ; on le repasse derrière les deux extrémités de l'épingle.

On l'entre-croise de nouveau, et l'on décrit ainsi des

huit de chiffre en nombre suffisant pour fixer olidement les épingles suivantes (Jamain).

SYNCOPE

Placer le malade dans le *décubitus horizontal*, la *tête basse*.

Donner de l'*air froid* — ouvrir les fenêtres — débarrasser le malade des vêtements qui le serrent.

Flageller la face avec un mouchoir trempé dans de l'*eau froide*.

Faire respirer du *vinaigre*, de l'eau de Cologne, l'acide sulfureux provenant de la combustion imparfaite d'une *allumette soufrée*.

Pratiquer sur le corps des *frictions* énergiques avec de l'eau froide alcoolisée.

Révulser les membres inférieurs.

Si ces moyens sont impuissants, pratiquer des *traction rythmées de la langue*, ou enfin recourir au *marteau de Mayor*.

Après le retour de la sensibilité, faire boire de la *chartreuse*, de l'*eau de vie*, etc.

TACHYCARDIE ESSENTIELLE PAROXYSTIQUE

Au moment de l'accès, faire de la révulsion (Voy. ce mot) ou de la réfrigération au niveau de la région précordiale.

Pratiquer la compression du nerf pneumogastrique au cou.

Dans l'intervalle des accès, recommander le calme physique et moral, interdire les excitants, café, alcool, tabac.

Voy. *Palpitations nerveuses.*

TACHYCARDIE SYMPTOMATIQUE

Au cours des *cardiopathies*, appliquer une vessie de glace sur la région précordiale.

Chez les *dyspeptiques*, combattre la dyspepsie (Voy. ce mot).

TÆNIA

Voy. *Vers intestinaux*.

TARSALGIE DES ADOLESCENTS (TARSOPTOSE)

A la 1re et à la 2e période, le séjour prolongé au lit, puis le port d'une chaussure spéciale à semelle cambrée, soutenant la voûte plantaire, le massage peuvent suffire à amener la guérison.

TEIGNE

Après avoir coupé les cheveux ras, ramolli les croûtes avec de l'*huile d'olives*, on procède à un *savonnage* soigneux.

Puis on fait des frictions avec de l'*huile de pétrole*.

On a conseillé les lavages avec la *décoction de suie de bois* :

Suie de bois........................	2 poignées
Eau..................................	1000 gr.

Faire bouillir pendant une demi-heure et passer.

TÉNESME VÉSICAL OU RECTAL DES TABÉTIQUES

R. Tripier recommande les grands *lavements d'eau chaude de 45 à 48°.*

TERREURS NOCTURNES DES ENFANTS

Combattre le *neuro-arthritisme* par une bonne hygiène physique et morale.

Combattre la *constipation habituelle* (Voy. ce mot), et la *dyspepsie* (Voy. ce mot).

Régler les repas ; prescrire l'abstention complète des boissons alcooliques, du thé, du café.

Donner de l'*infusion de tilleul*, de *fleurs d'oranger.*

Proscrire l'opium, qui congestionne les centres nerveux et favorise la constipation ;

Proscrire la belladone, qui peut provoquer des hallucinations terrifiantes.

Donner des *bains tièdes* prolongés chaque jour et les additionner au besoin d'une infusion de tilleul (Voy. *Hystérie*, *Insomnie*).

TÉTANIE

Prescrire les bains tièdes (32° à 34°), prolongés pendant une heure.

TÉTANOS

Désinfecter avec soin les plaies souillées de terre, notamment au voisinage des écuries.

Débrider les plaies anfractueuses, les faire saigner.

A défaut de solution antiseptique, laver à l'*eau bouillie chaude*, car le froid accélère l'explosion, du tétanos.

Ne pas réunir les plaies, ni hâter leur cicatrisation, le contact de l'air tuant le bacille de Nicolaier.

Isoler le malade dans l'*obscurité* et le *silence*.

Eviter tout contact à la peau qui pourrait éveiller des réflexes; envelopper le malade dans de la *ouate*, pour le maintenir à une température constante.

Ne donner que des aliments liquides (VERNEUIL).

Les *bains tièdes*, prolongés une demi-journée, sont très utiles (LAVERAN).

On conseille encore les *lavements de tabac* (une *cigarette* pèse environ 2 grammes).

Tabac sec..........................	1	gramme
Eau bouillante................	250	—

Faites infuser, passez.

TORTICOLIS

Massage. — Onctions avec de l'*huile d'olives chaude.*

Voy. *Lumbago.*

TOUX

On prescrira le *lait chaud*, les tisanes chaudes édulcorées avec du *miel*, le lait de poule au *kirsh*.

La décoction de *carotte* est employée contre la toux des enfants.

Voy. *Bronchite*, *Broncho-pneumonie*, *Pneumonie*, *Tuberculose*.

TRACHÉOTOMIE

Se munir d'une *table*, sans roulettes, solide et bien

d'aplomb; la table de cuisine, de forme rectangulaire, est la meilleure et la plus facile à se procurer.

Déposer sur la table, comme matelas, une série de draps pliés jusqu'à la hauteur convenable, et recouverts d'une toile imperméable (ou de plusieurs épaisseurs de journaux) et d'une alèze;

Comme traversin, se servir d'un drap roulé autour d'une *bûche de bois* ou d'une *bouteille*.

Deux aides suffisent, l'un doit maintenir le corps de l'enfant, enroulé dans des couvertures, l'autre doit tenir la tête (HERZEN).

La nuit, éclairage par de nombreuses *bougies*, posées de tous côtés sur les meubles et surtout sur les meubles élevés.

Les lampes à l'huile, les bougies tenues par des aides risquent toujours de faire défaut au moment le plus urgent (PLICQUE).

Voy. *Instruments, Opérations, Stérilisation*.

TUBERCULOSE PULMONAIRE

TRAITEMENT HYGIÉNIQUE. — Grand air. Repos, beaucoup de sommeil.

Le régime de vie adopté dans les sanatoriums peut être appliqué dans les installations particulières; il suffit de disposer d'un jardin et d'une *guérite de bain de mer* capitonnée et ouverte sur une de ses faces.

La cure à l'air libre et au repos peut se faire partout, sauf au voisinage des grandes agglomérations ou des routes très fréquentées ; mais elle est beaucoup plus facile à réaliser dans les régions où la température ne présente que de faibles oscillations, où le soleil pénètre largement, où l'air est pur et sans brouillards, et où le sol est sec (MARFAN).

SURALIMENTATION. — On conseillera les *aliments gras*, le beurre, le lard, les sardines à l'huile, les jaunes d'œufs, pour remplacer l'huile de foie de morue.

Fonssagrives conseillait dans le même but la crème fraîche additionnée de rhum, ou de sel, ou de sucre et de vanille.

Le *sucre* est un excellent aliment pour les tuberculeux; il est plus nourrissant que les graisses (Chauveau).

L'emploi de la *viande crue* donne des résultats remarquables. On donnera chaque jour, en sus des repas ordinaires, 100 à 300 gr. de pulpe de viande, pilée et tamisée, roulée en boulettes dans du sel ou du sucre en poudre, mêlée à de la confiture, etc..., ou la *conserve de Damas* (Trousseau).

Filet de bœuf	60 gr.
Sel marin	1 —
Gelée de fruits	15 —

Traitement médicamenteux. — Le *chlorure de sodium* est très utile aux phtisiques.

Pour qu'il soit absorbé, il faut le donner à faibles doses et dilué, 3 à 10 grammes dans du bouillon ou du lait.

Les fonctions de la peau seront stimulées par des *frictions alcooliques* (eau de Cologne, alcoolat de lavande, etc...).

Contre les sueurs profuses, dormir la fenêtre ouverte, faire des *lotions vinaigrées*, suivies immédiatement d'une friction sèche.

Gymnastique respiratoire. — Piorry conseillait les mouvements successifs d'inspiration et d'expiration très profondes. Cette pratique, qui a pour but d'augmenter l'amplitude des mouvements respiratoires et la capacité pulmonaire, est devenue une méthode thérapeutique réglée.

Voici les exercices prescrits par Dally :

1° Prendre et conserver l'attitude normale du corps en s'appliquant contre un mur de une à dix minutes, plusieurs fois par jour;

2° Les deux bras et les mains étant étendus horizontalement en avant, les paumes des mains se regardant, écarter lentement les bras en même temps que l'on penche la poitrine en avant. Rester dans cette position 30 secondes. Inspiration nasale profonde.

Retour à la position initiale. Expiration. Recommencer six fois ;

3° Les bras étant baissés le long du corps, les élever en avant, les doigts bien tendus, très lentement au-dessus de la tête, la paume en avant. Inspiration profonde. Descendre lentement les bras sur les côtés du corps, paume en l'air, en expirant lentement jusqu'au bout ;

4° Doubles cercles latéraux. Le sujet étant dans la position normale, il exécutera d'arrière en avant des doubles cercles latéraux aussi larges que possible, les bras bien tendus, en ayant soin de pencher le corps en avant chaque fois que les bras sont rejetés en arrière et de ne jamais pousser le ventre en avant. Le mouvement doit se passer entièrement dans les articulations scapulo-humérales ;

5° Les bras en croix horizontalement, la paume des mains regardant en haut : flexion latérale et alternative du tronc ; les bras s'abaissent ou s'élèvent avec le tronc. La flexion se fera dans le plan transversal régulier, l'abdomen rentré, les jambes raidies, le bassin fixe. La limite de la flexion est l'attitude du bras élevé. Inspiration lente pendant la flexion. Arrêt. Expiration. Recommencer six ou huit fois.

Smith a proposé le procédé suivant : le malade place entre ses lèvres un petit tube, une simple *plume d'oie* ou un *cure-dents*, dont il se sert exclusivement, autant pour l'inspiration que pour l'expiration.

Il doit agir lentement, de façon à prolonger les deux temps respiratoires.

L'expiration forcée est tout aussi importante que l'inspiration prolongée.

Après trois mouvements respiratoires opérés de la

sorte, il retire promptement le tube d'entre ses lèvres alors que le poumon est dilaté au maximum par l'inspiration et retient son haleine aussi longtemps qu'il le peut sans douleur.

Ce procédé si simple doit être renouvelé six à huit fois par 24 heures, et chaque fois que le malade le répète, il fait une douzaine d'inspirations forcées.

Hydrothérapie. — *Bains tièdes.* — Le premier point est d'assurer d'une manière méticuleuse la propreté du corps, fort compromise chez ces malades par les sueurs auxquelles ils sont sujets.

Il ne suffit pas de changer tous les jours de linge de corps ; il faut recourir à des bains tièdes fréquents, donnés tous les deux jours à la température de 35° pendant 30 à 40 minutes. Pour provoquer l'hyperémie active de la peau et la réaction nécessaire, on doit faire suivre le bain d'une courte ablution à l'eau froide, sécher le malade avec des linges chauds et le maintenir ensuite dans une chambre chaude, pour ne pas l'exposer à un refroidissement.

Ainsi donnés, les bains chauds n'ont pas seulement pour résultat de nettoyer la peau : ils exercent une stimulation sur le système nerveux, activent les échanges et augmentent notablement l'appétit ; de plus, ils diminuent la toux et l'expectoration.

Bains très chauds. — Dans certains cas, notamment dans les poussées catarrhales aiguës, il est préférable de recourir à des bains très chauds (37 à 42°), suivis d'une ablution froide pendant une à deux minutes, puis d'une friction vigoureuse.

Méthode suédoise. — L'action stimulante sur le système nerveux peut être obtenue, chez des malades un peu plus vigoureux, par la méthode suédoise, qui consiste à frotter la surface du corps avec une brosse rude jusqu'à rougeur généralisée, puis à verser d'un coup, sur la nuque, un broc d'eau froide.

On essuie ensuite soigneusement avec une serviette de toile grossière.

Douches froides. — Lorsqu'on est en présence de sujets résistants, il ne faut pas craindre les douches froides; elles ont une merveilleuse action tonique, facilitent l'expectoration, endurcissent le malade au froid et exercent une influence salutaire sur la musculature des petits vaisseaux de la peau.

Ces douches doivent être de très courte durée; on doit, immédiatement après, sécher le malade très rapidement dans un drap et le frictionner vigoureusement sans lui demander d'efforts personnels et sans lui laisser la possibilité de se refroidir, puis on lui fait faire un léger exercice.

Chez des malades très vigoureux, à expectoration abondante, on retire de bons effets de douches assez prolongées à 20-22°, suivies d'une douche très courte et très froide (5°).

Drap mouillé. — Quand on ne peut avoir recours aux douches, on emploiera le drap mouillé de la manière suivante :

Un drap de lit est plongé dans l'eau froide et tenu en l'air; de telle sorte qu'une petite portion traîne par terre.

Le malade sort du lit et se place sur cette portion du drap, en tournant le dos au doucheur, qui l'enveloppe immédiatement avec le drap et le lui applique intimement sur le corps en le frottant vigoureusement.

Aussitôt après, on entoure le malade d'un drap sec, on l'essuie et on le frictionne.

Puis on le laisse un quart d'heure se reposer au lit.

Lotions froides. — Pour des malades affaiblis, surtout quand il y a de la fièvre, il faut se contenter de lotions froides, faites au lit successivement sur tous les points du corps, avec une serviette de toile plongée dans l'eau froide.

L'éponge doit être repoussée, parce qu'elle ne permet

pas de frotter suffisamment et qu'elle expose, par suite, à une réaction insuffisante.

Il faut sécher immédiatement les régions lotionnées.

Il est avantageux de commencer ces lotions avec de l'alcool (*alcool camphré*), au lieu d'eau; c'est un des meilleurs moyens de lutter contre les sueurs nocturnes.

Les enveloppements froids du thorax diminuent le catarrhe et calment la toux ;

Prophylaxie. — Les malades ne doivent jamais cracher sur le sol, ou dans leur mouchoir.

A la maison, ils se serviront d'un crachoir, ou d'un bol contenant une cuillerée à soupe d'une solution forte de carbonate de soude (*lessive*).

Le contenu de ce bol sera vidé chaque jour dans les water-closets ou brûlé, puis le bol sera lavé avec de l'eau bouillante additionnée de *lessive*, ou de *laurénol.*

Les mouchoirs des malades seront changés chaque jour, plongés dans l'eau bouillante, puis lessivés.

TYPHUS

La maladie guérit d'elle-même; si vous maintenez le malade jusqu'au 14e, jusqu'au 19e ou 21e jour, il se rétablira.

Soutenir les forces du malade par une *alimentation* appropriée au pouvoir digestif des individus, par les *boissons stimulantes* et toniques, le *vin*, les *spiritueux* donnés dans une juste mesure, est toujours ici la principale indication (Trousseau).

ULCÈRES

Faire des lavages à l'eau bouillie, ou mieux avec une solution de *laurénol* n° 1, à 3 pour 100, dans l'eau bouillie.

Et panser ensuite avec des compresses fines stérilisées, imbibées de la même solution.

On emploie le *jus de citron*, pour modifier la surface des ulcères sanieux, putrides.

On emploie de même le *vinaigre*.

Dans les *ulcères de jambe*, on pourra saupoudrer les parties malades avec du *chlorure de sodium*, réduit en poudre aussi fine que possible.

La décoction de *feuilles de noyer* (30 à 100 gr. pour 1000 d'eau), est souvent utile dans le traitement des vieux ulcères, les *ulcères scrofuleux*.

On emploie de même la décoction d'*écorce de chêne* (50 à 60 gr. pour 1000 d'eau).

On emploie les *irrigations d'eau chaude* à 45° ou 50°, contre l'*ulcère phagédénique* et *serpigineux* et contre les *gommes ulcérées*.

ULCÈRE DE L'ESTOMAC

Le *régime lacté exclusif* est le traitement de choix.

Debove prescrit 2 litres à 2 litres 1/2 par jour de lait cru, à doses très fractionnées, une tasse toutes les 2 heures.

S'il y a des *vomissements*, on donnera le *lait glacé*, en très petite quantité, par cuillerées à café.

Si les vomissements persistent, s'il y a des *hématémèses* (Voy. ce mot), il faut recourir à l'*alimentation rectale*.

On donnera 4 à 6 fois par jour le *lavement alimentaire* suivant : deux jaunes d'œuf battus dans un verre de lait, avec une pincée de sel.

On donnera en plus des *lavements désaltérants* d'eau simple tiède (200 à 300 grammes).

Le véritable traitement du début consiste dans le *repos aussi complet que possible de l'estomac*.

Pour assurer ce repos, il convient de recourir à l'*alimentation rectale*.

Le mieux est de débuter par des lavements espacés d'eau salée à la dose de 250 à 300 grammes, qui n'irritent pas le rectum ; puis on donne des œufs bien battus dans de l'eau salée ; ce mélange remplace fort bien la peptone ; enfin on substitue le lait à l'eau, quand la tolérance rectale est obtenue (MATHIEU).

Les malades peuvent être parfaitement nourris et même augmenter de poids par l'alimentation rectale exclusive (TOURNIER).

On emploie les lavements suivants :

N° 1. Bouillon....................	140 grammes
Jaunes d'œufs.............	n° 2 à n° 6
Vin......................	20 à 40 grammes
Chlorure de sodium........	1 à 2 cuillerées à café
Laudanum de Sydenham....	IV à VIII gouttes
N° 2. Lait......................	140 grammes
Jaunes d'œufs....	n° 2
Sucre....................	10 grammes
Laudanum.................	IV à VIII gouttes.

L'addition de laudanum n'est pas toujours nécessaire.

La meilleure formule est la première.

Il faut battre longtemps les œufs (cinq minutes), pour que le mélange soit bien lié.

Le lavement est injecté tiède ; son volume ne doit pas dépasser 250 cent. cubes. Le lavement est donné lentement, le malade étant couché.

Il faut empêcher le patient de souffrir de la soif, en lui administrant des lavements désaltérants.

On peut donner 250 à 500 gr. d'eau tiède, — 125 grammes de vin additionnés de 125 gr. d'eau, — ou du vin de Champagne dans de l'eau de Vichy, — ou un lavement d'eau avec 15 ou 20 grammes d'alcool.

On donne quatre lavements alimentaires par jour et deux à trois lavements désaltérants.

Les lavements évacuants ne doivent pas être trop multipliés.

D'après le professeur Winternitz, de Vienne, on peut fort bien se passer, dans les cas d'ulcère de l'estomac, du traitement médicamenteux proprement dit, et le remplacer avec avantage par des *applications froides.*

Les douleurs gastriques sont rapidement calmées par l'usage de *bains de siège froids* et par l'application sur le ventre d'une *compresse froide* recouverte d'une étoffe imperméable.

Pour combattre l'*hémorrhagie gastrique*, Winternitz conseille d'introduire dans le rectum de petits morceaux de *glace*, qui arrêtent la gastrorragie mieux que n'importe quel médicament, en provoquant par voie réflexe un spasme énergique des vaisseaux de l'estomac (Voy. *Hématémèse*).

URÉMIE

Prescrire le *lait*, comme unique aliment et comme diurétique.

Donner des *boissons fraîches et diurétiques.* (Voy. *Néphrites*).

Donner des *lavements froids*, pour provoquer la diurèse.

Appliquer à la région lombaire 4 ou 5 *ventouses scarifiées.*

Combattre la dyspnée par des *ventouses sèches* sur le thorax.

La *saignée* est indiquée dans les formes comateuse, convulsive et dyspnéique de l'urémie.

L'*entéroclyse* (Huchard) et le *lavage du sang* (voy. ce mot) rendent de grands services.

URINES

Analyse des urines. — Le médecin devra toujours avoir chez lui pour l'analyse sommaire des urines les objets et réactifs suivants :

Entonnoirs en verre.
Lampe à alcool.
Tubes à essai.
Tube d'Esbach.
Verres à précipité.
Papier à filtrer.
Papier de tournesol.
Acide acétique.
— azotique.
— chlorhydrique.
Ammoniaque.
Liqueur cupropotassique de Fehling.
Potasse caustique en pastilles.
Réactif d'Esbach.

URTICAIRE

Pratiquer des *lotions vinaigrées* et donner des *bains tièdes*.

Poudrer le malade avec de la *poudre d'amidon*.

Prescrire le régime lacté, des *boissons rafraîchissantes acidulées* (orangeade, limonade).

Combattre la constipation.

VAGINITE

A la période aiguë, prescrire de grands bains, des bains de siège, des injections d'eau boriquée ou d'eau bouillie chaudes (45°), renouvelées quatre fois par jour.

Après la période aiguë, prescrire les injections astringentes, avec une solution de *sulfate de cuivre* à 3 pour 1000, ou une solution de *laurénol* n° 1 à 3 pour 100, dans l'eau bouillie, ou bien encore avec une décoction de *feuilles de noyer*, d'*écorce de chêne*.

VARICELLE

Prescrire la diète : lait, bouillon, tisanes.

Donner un lavement purgatif (*miel* et *sel de cuisine*).

Saupoudrer les parties malades avec de la *poudre d'amidon*.

Si les vésicules s'ulcèrent, faire prendre des *bains quotidiens*.

Prévenir la *conjonctivite* et la *stomatite* par les lavages fréquents du visage, des yeux et de la bouche avec de l'*eau bouillie*, à défaut d'eau boriquée.

VARICES

Eviter de porter des vêtements serrés au tronc ou en un point des membres.

Proscrire le port des jarretières, les remplacer par des *jarretelles*.

Défendre la station debout prolongée.

Conseiller les *ablutions froides* (10° à 12°) ou *très chaudes* (45° à 50°).

Prescrire le port d'un bandage compressif avec une *bande de flanelle*.

VARICOCÈLE

Défendre la station debout prolongée, les marches forcées, la danse, l'équitation, les bains chauds, les excès vénériens.

Faire porter un *suspensoir*.
Conseiller des *lotions froides*.
Combattre la constipation par des lavements.

VARIOLE

Traitement local. — *Méthode de Finsen.* — Placer le malade dans une *chambre rouge,* que l'on organise facilement.

Qu'on exclue la lumière solaire de quelque façon que ce soit (couvertures, stores, etc.), ou qu'on ne laisse pénétrer dans la chambre du malade que les rayons rouges (*étoffes rouges épaisses, carreaux rouge-foncé, papier à la chrysarobine*), cela est indifférent, pourvu que l'exclusion des rayons chimiques soit *absolue* et *ininterrompue.*

On aura soin de n'employer, pour les besoins du service, qu'une *lampe de photographe*, à verre rouge, ou une simple *bougie* qui possède un faible pouvoir lumineux.

Les malades devront être soumis au traitement jusqu'à la dessiccation complète, c'est-à-dire environ jusqu'au douzième jour de la maladie, ce qui comporte une réclusion de huit jours, en moyenne. Un traitement ininterrompu seul peut donner des résultats satisfaisants.

L'exclusion de la lumière solaire de la chambre des malades ne devra pas empêcher l'observation des préceptes d'hygiène les plus élémentaires.

La *ventilation* sera assurée par un moyen quelconque, soit en entr'ouvrant les fenêtres derrière les rideaux sombres, soit en ne les ouvrant que le soir, à la nuit, ou par tout autre procédé.

La chambre d'isolement sera chauffée modérément.

Ce traitement ne doit pas être considéré comme un traitement général, mais comme un traitement local, comme un « *topique* » de l'éruption.

Traitement médicamenteux. — On peut employer, en même temps, telle autre médication qui sera jugée nécessaire (Péronnet).

Prescrire la *diète* pendant la période fébrile, des *boissons fraîches, acidulées,* la limonade au citron ou au vinaigre.

Donner des *bains tièdes.*

S'il y a hyperthermie, dyspnée, agitation, délire, recourir aux *bains froids,* ou aux *affusions froides.*

Le *café* est utile dans les varioles graves.

Prophylaxie. — Les varioleux doivent être isolés.

A la période de desquamation, on fera des *onctions* avec de l'*huile tiède.*

Tout ce qui touche le malade doit être désinfecté (eau bouillante, sulfate de cuivre, laurénol, eau de javelle, lessivage).

VENTOUSES SÈCHES

A défaut de verres spéciaux à ventouses, on peut se servir de tout autre vase, pourvu que ses dimensions ne soient pas trop grandes et que l'orifice ne soit pas trop large.

Un *petit verre à boire* peut, faute de mieux, être employé.

Pour raréfier l'air, on fait brûler dans le verre à ventouses, ou dans le vase qui doit en tenir lieu, un morceau d'étoupe ou de charpie imbibée d'alcool, ou plus simplement en enflammant de l'alcool ou de l'éther mis en petite quantité dans le vase, ou bien enfin en y plaçant un petit morceau de papier fin (*papier à cigarettes*) préalablement allumé.

Ces différents procédés ont l'inconvénient d'échauffer les bords de la ventouse, ce qui peut brûler les téguments et produire des escarres.

Il vaut mieux, si l'on dispose d'une *lampe à alcool*, placer l'ouverture de la ventouse sur cette lampe et laisser la flamme pénétrer dans l'intérieur du vase pendant quelques secondes.

VENTOUSES SCARIFIÉES

Il faut d'abord rendre aseptique la région où doivent être faites les scarifications. Voy. *Stérilisation de la peau.*

On place d'abord des ventouses sèches, qu'on enlève lorsque la peau est congestionnée : c'est alors qu'il convient de faire les scarifications.

L'application de ventouses sèches à l'avantage de limiter exactement la place des scarifications, de plus la peau congestionnée est moins sensible et les incisions sont moins douloureuses.

Les *scarifications* peuvent être faites avec un bistouri, une lancette ou un *rasoir*..

Lorsqu'on se sert d'un de ces instruments, on doit le tenir comme un archet, le promener sur la surface de la peau congestionnée, et l'enfoncer au plus de 1 à 2 millimètres ; chaque incision doit être séparée de l'incision voisine par une distance de 3 millimètres environ. Elles doivent être toutes parallèles.

Les scarifications faites avec le bistouri, la lancette ou le rasoir sont plus douloureuses que celles qui sont pratiquées avec un scarificateur, mais ces instruments ont l'avantage de permettre aux incisions d'être aussi longues, aussi nombreuses et aussi profondes que le mal l'exige. L'opération est plus pénible ; cependant, avec un peu d'habitude, on parvient à l'exécuter presque aussi rapidement qu'avec le scarificateur (Jamain).

Lorsque le sang cesse de couler, il faut retirer la ventouse, laver avec de l'*eau bouillie tiède* et réappliquer une seconde fois la ventouse, puis panser aseptiquement.

VERRUES

Vinaigre. — Le *vinaigre* possède une action caustique qu'on utilise contre les verrues (J. Cloquet, Neucourt).

On coupe les verrues aussi profondément que possible sans produire de suintement sanguin. On applique ensuite des compresses vinaigrées, qu'on renouvelle toutes les fois qu'elles sèchent.

Le lendemain, on trouve les verrues ramollies, présentant une couche grise avec un piqueté noir, qui est l'orifice des vaisseaux.

On enlève cette couche mortifiée, et on réapplique les compresses vinaigrées, qui quelquefois détruisent la verrue en huit jours environ (Bouchardat).

Il faut employer du vinaigre aussi concentré que possible.

Brou de noix. — Le *suc de brou vert* est employé avec succès contre les verrues.

Pour les verrues du visage, appliquer un morceau de flanelle enduit d'une couche de *savon noir*, qu'on laisse en place pendant vingt-quatre heures. L'enduit qui reste adhérent à la peau se détache peu à peu avec les verrues (Kaposi).

VERS INTESTINAUX

(Lombrics, ascarides, tænia)

Trousseau employait la *suie de bois* à l'intérieur, comme anthelmintique :

Café en poudre....................	10 grammes
Suie de bois......................	5 à 8 —

Faites bouillir pendant une demi-heure dans une tasse d'eau. — Passez et sucrez.

Les enfants prennent ce café sans déplaisir.

Comme vermifuge, on peut encore recourir à l'*ail*, infusé dans du lait, et pris par la bouche ou en lavement.

Les *graines de courge*, pilées avec du sucre, réussissent assez souvent.

On prescrit :

Graines de courge....................	40 à 60 gr
Sucre..............................	30 à 50 —
Eau de fleurs d'oranger Q. S. pour une pâte.	

Il faut donner cette pâte pendant huit jours de suite et faire suivre d'un purgatif.

VÉSICATOIRE

Le vésicatoire à la cantharide est proscrit par le plus grand nombre des médecins. HUCHARD n'y a plus jamais recours.

Lorsqu'on veut exercer une révulsion énergique et vraiment efficace, il faut s'adresser aux larges *cataplasmes sinapisés*, aux ventouses sèches répétées, aux enveloppements froids, aux bains froids et même aux bains chauds, dans les maladies infectieuses.

Le vésicatoire à la cantharide sera très avantageusement remplacé par l'*ammoniaque* ou par le *marteau de Mayor*.

Révulsion par l'ammoniaque. — La rubéfaction s'obtient en appliquant sur la peau, soit une étoffe de laine, soit un morceau d'amadou ou de ouate, imprégné d'ammoniaque liquide.

L'effet est produit en 5 minutes et la rougeur dure environ deux heures.

Pour obtenir la vésication (*vésicatoire ammo-*

niacal), il faut prolonger le contact pendant 1/4 d'heure, en ayant soin de maintenir l'étoffe constamment imprégnée du liquide. Pour cela, on empêche l'évaporation en recouvrant l'application d'un *verre de montre*, d'un *dé à coudre*, d'une pièce de cinq francs, ou d'une capsule métallique quelconque.

L'action est prompte, limitée et énergique, mais elle s'accompagne d'une vive douleur.

La révulsion ammoniacale doit être réservée pour les cas où l'on veut agir sur un point très limité (Manquat).

Marteau de Mayor. — Le Marteau de Mayor est un *marteau ordinaire*, qu'on plonge dans l'*eau bouillante*, puis qu'on applique sur la peau.

On produit par ce moyen des effets très différents.

Si, au sortir de l'eau bouillante, le marteau est simplement séché, il produit une escarre en 10 secondes.

Si l'on interpose entre la peau et le marteau un morceau de linge, on détermine la *vésication* en quatre ou cinq secondes.

Si l'on veut produire la simple *rubéfaction*, il faut plonger le marteau dans l'eau de 55° à 60°, et l'isoler de la peau par un morceau de soie sèche.

L'application du marteau de Mayor est très douloureuse (Manquat).

Pointes de feu. — Les pointes de feu, faites au moyen d'une *tige de fer* (cautère actuel), *chauffée sur un brasier de charbon de bois*, déterminent une révulsion active et peuvent suppléer le vésicatoire.

Pour calmer la douleur qui suit l'application du cautère actuel, il suffit d'appliquer des compresses d'eau froide.

VIPÈRE

Voy. *Morsures venimeuses*.

VOMISSEMENTS

La *glace* est communément prescrite en petits fragments, pour arrêter les vomissements, en particulier dans la péritonite, le choléra, etc...

On peut administrer également, soit le *lait glacé*, soit le *champagne frappé*, soit de l'*eau gazeuse glacée.*

On appliquera de la *glace* sur l'estomac.

VOMISSEMENTS DE LA GROSSESSE

Respecter les caprices alimentaires de la malade, mais supprimer toute boisson acide.

Constantin Paul conseille les *aliments froids*, pris dans la *position couchée*, et, après les repas, du *thé* ou du *café* bien chauds avec du *kirsch.*

L'*alcool* donne parfois de bons résultats contre les vomissements incoercibles de la grossesse.

On emploie de préférence les *liqueurs fortes*, rhum, kirsch, chartreuse, pures ou diluées dans de l'eau de Seltz sucrée, ou du *champagne.*

Dujardin-Beaumetz recommande l'élixir de la grande Chartreuse, pris par gouttes sur un morceau de sucre.

On a conseillé les *lavements vineux* avec 60 à 200 gr. de vin rouge.

Il est un autre petit moyen conseillé par Gros : c'est la *fumée de tabac.* On pourra essayer de faire fumer la malade, ou de fumer auprès d'elle.

La *compression de la portion cervicale du pneumo-gastrique* produit quelquefois des effets favorables.

Contre les *vomissements incoercibles*, il faudra imposer le *repos au lit* dans la position horizontale, et un calme moral absolu.

On prescrira la *diète liquide.*

BACON conseille les injections hypodermiques et rectales *d'eau salée*, et le lavage quotidien de l'estomac Voy. *Lavage du sang* et *Lavage de l'estomac.*

VULVITE

Faire des lotions avec de l'*eau bouillie*, de l'eau boriquée à 4 pour 100, ou avec une solution de lauréol n° 1 à 3 pour 100 dans l'eau bouillie.

Donner des *bains d'amidon.*

ZONA

Ouvrir toutes les vésicules au moyen d'une fine *aiguille* flambée.

Laver avec de l'eau boriquée à 4 pour 100, ou avec de l'*eau bouillie* légèrement alcoolisée.

Poudrer avec de la *poudre d'amidon*, et recouvrir d'ouate.

Administrer des *purgatifs.*

TABLE DES MATIÈRES

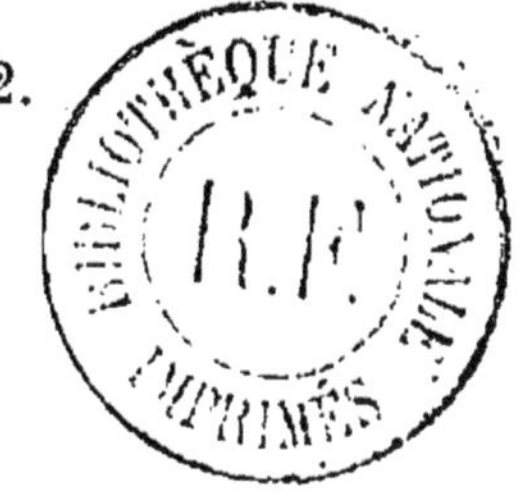

Poitiers. — Imprimerie Blais et Roy, rue Victor Hugo, 7.

www.ingramcontent.com/pod-product-compliance
Ingram Content Group UK Ltd.
Pitfield, Milton Keynes, MK11 3LW, UK
UKHW020108200726
13856UKWH00002B/443